「十三五」国家重点图书出版规划项目

中医古籍名家点评丛书

总主编◎吴少祯

清·叶志诜◎辑编

叶明花 蒋力生◎点评

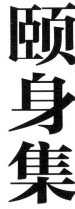

颐身集

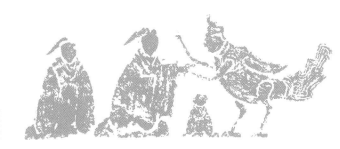

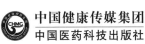

中国健康传媒集团

中国医药科技出版社

图书在版编目（CIP）数据

颐身集／（清）叶志诜辑编；叶明花，蒋力生点评 . —北京：中国医药科技出版社，2021.6（2024.11重印）

（中医古籍名家点评丛书）

ISBN 978 - 7 - 5214 - 2497 - 3

Ⅰ. ①颐⋯　Ⅱ. ①叶⋯ ②叶⋯ ③蒋⋯　Ⅲ. ①养生（中医）- 中国 - 清代　Ⅳ. ①R212

中国版本图书馆 CIP 数据核字（2021）第 097882 号

美术编辑　陈君杞
版式设计　南博文化

出版　**中国健康传媒集团** | 中国医药科技出版社
地址　北京市海淀区文慧园北路甲 22 号
邮编　100082
电话　发行：010 - 62227427　邮购：010 - 62236938
网址　www. cmstp. com
规格　710 × 1000mm $^1/_{16}$
印张　6 $^1/_4$
字数　105 千字
版次　2021 年 6 月第 1 版
印次　2024 年 11 月第 2 次印刷
印刷　北京金康利印刷有限公司
经销　全国各地新华书店
书号　ISBN 978 - 7 - 5214 - 2497 - 3
定价　19. 00 元

获取新书信息、投稿、为图书纠错，请扫码联系我们。

出版者的话

中医药是中国优秀传统文化的重要组成部分之一。中医药古籍中蕴藏着历代名家的思维智慧与实践经验。温故而知新，熟读精研中医古籍是当代中医继承、创新的基石。新中国成立以来，中医界对古籍整理工作十分重视，因此在经典、重点中医古籍的校勘注释，常用、实用中医古籍的遴选、整理等方面，成果斐然。这些工作在帮助读者精选版本、校准文字、读懂原文方面发挥了良好的作用。

习总书记指示，要"切实把中医药这一祖先留给我们的宝贵财富继承好、发展好、利用好"，从而对弘扬中医药学、更进一步继承利用好中医药古籍提出了更高的要求。为此我们策划组织了《中医古籍名家点评丛书》，试图在前人整理工作的基础上，通过名家点评的方式，更进一步凸显中医古代要籍的学术精华，为现代中医药的发展提供借鉴。

本丛书遴选历代名医名著百余种，分批出版。所收医药书多为传世、实用，且在校勘整理方面已比较成熟的中医古籍。其中包括常用经典著作、历代各科名著，以及古今临证、案头常备的中医读物。本丛书致力于将现有相关的最新研究成果集于一体，使之具备版本精良、校勘细致、内容实用、点评精深的特点。

参与点评的学者，多为对所点评古籍研究有素的专家。他们学验俱丰，或精于临床，或文献功底深厚，均熟谙该古籍所涉学术领域的整体状况，又对其书内容精要揣摩日久，多有心得。本丛书的"点评"，并非单一的内容提要、词语注释、串讲阐发，而是抓住书中的主旨精论、蕴含深义、疑惑谬误之处，予以点拨评议，或考证比勘，溯源寻流。由于点评学者各有专擅，因此点评的形式风格也或有不同。但其共同之点是有益于读者掌握、鉴识所论医籍或名家的学术精华，领会临床运用关键点，解疑破惑，举一反三，启迪后人，不断创新。

　　我们对中医药古籍点评工作还在不断探索之中，本丛书可能会有诸多不足之处，亟盼中医各科专家及广大读者给予批评指正。

中国医药科技出版社
2017年8月

余序

作为毕生研读整理、编纂古今中医临床文献的一员，前不久，我有幸看到张同君编审和全国诸多相关教授专家们合作编撰《中医古籍名家点评丛书》的部分样稿。感到他们在总体设计、精选医籍、订正校注，特别是名家点评等方面卓有建树，并能将这些名著和近现代相关研究成果予以提示说明，使古籍的整理探索深研，呈现了崭新的面貌。我认为这部丛书不但能让读者系统、全面地传承优秀文化，而且有利于加强对丛书所选名著学验主旨的认识。

在我国优秀、靓丽的文化中，岐黄医学的软实力十分强劲。特别是名著中的学术经验，是体现"医道"最关键的文字表述。

《礼记·中庸》说："道也者，不可须臾离也。"清代徽州名儒程瑶田说："文存则道存，道存则教存。"这部丛书在很大程度上，使医道和医教获得较为集中的"文存"。丛书的多位编集者在精选名著的基础上，着重"点评"，让读者认识到中医药学是我国优秀传统文化中的瑰宝，有利于读者在系统、全面的传承中，予以创新、发展。

清代名医程芝田在《医约》中曾说："百艺之中，惟医最难。"特别是在一万多种古籍中选取精品，有一定难度。但清代造诣精深的名医尤在泾在《医学读书记》中告诫读者说："盖未有不师古而有济于今者，亦未有言之无文而能行之远者。"这套丛书的"师古济今"十分昭著。中国医药科技出版社重视此编的刊行，使读者如获宝璐，今将上述感言以为序。

中国中医科学院

余瀛鳌

2017年8月

目录 | Contents

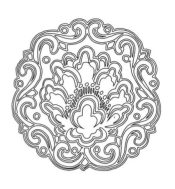

全书点评 |

《颐身集》，养生丛书，清代叶志诜辑编。该书编集古代养生著作 5 种，不仅具有较高的医学文献价值，而且书中所记载的各种养生方法，至今仍具有较大的实用价值。

一、成书背景

叶志诜，字仲寅，号东卿，晚号遂翁、淡翁，湖北汉阳人。乾隆四十四年(1779)生，同治二年(1863)卒，享年 85 岁。贡生，嘉庆九年进册翰林院，初官国子监典簿，充提调，后升兵部武选司郎中。为官清识秉正，颇有政声。60 岁致仕，70 岁就养于广州 10 年，后因战乱返归汉阳，卒于里第。

叶志诜出身于医宦世家，祖籍江苏溧水，其先祖叶文机，擅医懂药，衔名乡里。明清鼎革之际，天下扰攘，叶即挟技颠沛，落籍汉阳，悬壶应诊，行医售药，创建叶开泰药室，享有"神医"之称。至叶氏第 3 代传人叶宏良，基业巩固，声誉日隆，药室更名为"叶开泰药店"。传至叶志诜，已是第 6 代。叶开泰药店后经叶氏家族历代传承经营，成为与北京同仁堂、杭州胡庆余堂、广州陈李济齐名的中国四大药号之一，迄今已有 380 多年历史。

汉阳叶氏家族的官宦历史，肇始于叶志诜的祖父叶廷方，以溧水庠生，诰授中宪大夫。叶志诜之父叶继雯继而光大门庭，于乾隆五十五年考取进士，官至刑科给事中，授内阁中书，以孝行旌表。让叶家更加显赫的是叶志诜两个儿子叶名琛、叶名澧。叶名琛，道光十五年进士，翰林院庶吉士，历官湖南、江宁、甘肃、广东布政使，两广总督，兼兵部尚书，授体仁阁大学士。叶名澧，道光十七年举人，官中书舍人，迁内阁侍读，改浙江候补道。

正是有着这样的实业支撑、官府荫护，叶氏家道殷实，富有诗书，为其成长、发展提供了良好的经济和社会条件。当然，叶氏本人资质聪敏，勤奋好学，终身不懈，这也是其成为清代中晚期著名学者的重要因素。叶志诜从小就生活在京城，有着良好的家庭教育。史志载其"生有殊姿，夙称慧业。侍其父给谏公京师，朝夕承庭训，于书无所不窥，闳览博闻，人罕测其涯涘"。同时，游于翁方纲、刘墉门下，肆力金石文字之学。京城为官时，又多与何绍基、刘喜海、陈介祺及朝鲜金正善、李祖默等学者相交游，研究金鼎文物与书画碑帖。六十致仕以后，直至晚年，日以图史自娱，整理典籍，鉴赏文物，笔耕不止。

叶志诜博学多才，尤于金石文字、器物鉴赏、文献收藏等领域深有造诣。在金石彝器的文字研究方面，嗜古好学，得翁方纲指导，并受桂馥、姚鼐等名家影响，无论是鉴藏、考释或证古，均有过人之处。同治七年《续辑汉阳县志》称其"肆力金石文字，凡三代彝器及古篆籀源流，参以图籍，贯穿六书，搜剔辨证，剖释无滞，虽郑夹漈、赵明诚未能过也"。叶氏研究金石文字，固有嗜古的一面，但也有证古释古的一面，史志称他"于秦汉印薮，推其官制同异，为读史者之一助"。著有《平安馆金石文字》6册及其他鼎器铭文考释多种。在器物鉴赏方面，叶氏嗜古成癖，经手的彝器书画多了，自然练就了精到的眼光。光绪九年《汉阳县志》载："志诜善辨古器，真赝判然。京师琉璃厂为书画鼎彝市场，得志诜一寓目品题，价雠十倍。"在文物和文献收藏方面，由于家资雄厚，弆藏金石彝器、字画碑帖、印鉴钤铭、图书典籍甚富。叶氏《平安馆藏器目》载录叶氏收藏的钟鼎彝尊卣壶璉爵等各类古器凡 161 件。另，清代吴荣光《筠清馆金石录》亦采录叶氏所藏金石古物多种。《平安馆藏碑目》8 册，载录叶氏所藏碑文画像，从先秦的石鼓文摹本到明代的徐天池画像，种类丰富，既有碑刻石铭，又有尺牍造像书画题记，乃至文房把玩。此外，《高丽碑全文》4 册则为所藏高丽碑拓件。根据记载，叶志诜收藏古印甚夥，广州战火后散出者达 2700 多方。辗转至篆刻家何昆玉手里，再归藏于陈介祺，陈氏编印《十钟山房印举》时，大量选入叶氏平安馆藏印，使叶氏遗物得以保存。叶志诜的家族式藏书，在其父叶继雯手上即已成规模，有诗称其"八万卷过秀水朱"。说明叶继雯的藏书超过了秀水朱彝尊。其藏书处称"崧林馆"。叶继雯居家，"燕处无惰容，座环图史，终日凝然"，是一个"独抱一编坐咿唔，午热不废丹黄涂"的勤奋学者。叶志诜则久居京师，出入书肆，藏书增益。藏书之所有平安馆、简学斋、师竹斋、怡怡草堂、兰话堂等，所藏之书编有《平安馆书目》。叶氏藏书至叶名澧时，已有 10 万卷之多，《汉阳县志》称："名澧博学勤问，家积图经甲辈下，循环陈诵，罔问于寒暑。"只可惜，书之聚散无常，叶志诜殁后，不及 10 年，藏书尽数散出。光绪初，琉璃厂李炳勋宝名斋即购得叶氏藏书百箱，附有古铜器皿多件，价既极廉，物又至精。此事风声广布，引人慨叹。

叶志诜致仕后，专力于文史研究，整理刊印古籍，著述不断。叶氏生前刊行的著述有《御览集》《神农本草经赞》《月令七十二候赞》

《金山鼎考》《蕴奇录》，未及刊行的有《寿年集》《上第录》《稽古录》《咏古录》《识字录》《平安馆全集》等。著述之余，叶氏还以整理先贤文献为乐，编辑刊印古籍甚多。大致可以分为两个阶段，寓京时，多名以平安馆或虎坊桥刊印，如《御览集》《周遂鼎图款识》及助印翁方纲的《复初斋诗集》等；就养广东时，多名以粤东抚署或两广督署开雕，如《简明竹法》《观身集》《颐身集》《神农本草经赞》《五种经验方》等。叶志诜刊印的书籍，无论是平安馆或两广督署的，均为板刻，纸墨皆精，字迹疏朗清晰，令人赏心悦目，且精于校雠，错讹甚少，体现出叶氏博、专、严的编辑理念。

叶志诜在广东节署刊印之书，后来有的称作"汉阳叶氏丛刻"，有的称作"叶氏丛书四种"。实际上，叶氏并没有冠以总名。所谓"汉阳叶氏丛刻"，主要包括 7 种医药养生著作，分别为《神农本草经赞》《颐身集》《观身集》《绛囊撮要》《五种经验方》《信验方录》《咽喉脉证通论》。而"叶氏丛书四种"是指《颐身集》《观身集》《清远文木图》《瘗鹤铭考》，前 2 种已在汉阳叶氏丛刻之中。

《颐身集》是叶志诜就养于广东节署时编集的一部养生丛书，咸丰二年(1852)广东抚署开雕。该书收入元、明、清三代 5 种养生著作，分别是元代丘处机的《摄生消息论》、明代冷谦《修龄要指》、清代汪昂《勿药元诠》、汪晸《寿人经》和方开《延年九转法》。

二、主要学术思想

《颐身集》所收五书，体量均不大。这 5 本书的共同特点是内容精练、简明扼要、方法简易、方便实用，很为养生家看重。《摄生消息论》以《黄帝内经》四时养生理论为指导，精要介绍四时饮食起居及脏腑保养的原则与方法。《修龄要指》则在介绍四时 12 个月起居调摄的基础上，重点载述了六字诀、十六字诀及八段锦、十六段锦等行气导引的方法。《勿药元诠》重点介绍了调息静坐及小周天的气法修炼功夫，并简要叙述了风寒湿邪及饮食、色欲诸伤的表现，提醒人们预为防患。《寿人经》简要介绍了调理脾、肺、肾、肝、心五脏的导引法诀。《延年九转法》介绍一套九式摩腹法，简单而实用。

5 本书各自独立，内容各有侧重，皆自成特色，现将其学术思想分述如下：

1.《摄生消息论》，元代丘处机撰

丘处机，山东登州人，字通密，号长春子，世称长春真人，金元之际的著名道士，全真道北七真之一，龙门派之祖师。丘处机的修炼思想以断情绝欲为前提，以清静无为为要旨，认为"一念无尘即自由，心头无物即仙佛"。主张性命双修，但以性为主，先性后命。乾隆皇帝评价他"万古长生，不用餐霞求秘诀；一言止杀，始知济世有奇功"。

《摄生消息论》所论养生，原则分明，重点突出，要言不烦，简便实用，在养生史上极负盛名。屠本畯称"四时调摄养生治病大旨，尽乎此矣"，高度概括了是书的学术和实用价值。

该书共 12 篇，包括四时摄生消息及肝、心、肺、肾四脏应四时的旺相与疾病表现、治疗重点等。其秉承《黄帝内经》四时养生之旨，强调天人合一的重要性，重点突出四时饮食、起居宜忌调摄及肝、心、肺、肾的四时生理病理表现，提醒人们预为知晓，及时发现脏腑不适的各种反应，尽早采取相关措施防患治疗。本书内容大多取材于唐代胡愔的《黄庭内景五脏六腑补泻图》及宋代陈直《奉亲养老新书》等。

《摄生消息论》作者题名丘处机，学界有所怀疑，《四库全书总目

提要》云："此书皆言四时调摄之法，其真出处机与否，无可证验。"怀疑的理由是该书未见文献家、藏书家载录，丘氏著作《磻溪集》也从未提及，文字风格也与丘氏其他文献迥异，而且书中内容似无全真派特色。但据《元史》关于元太祖"问长生久视之道，则告以清心寡欲为要"，及《长寿真人西游记》关于元太祖问长生之药，对以"有卫生之道，而无长生之药"等记载，可以看出丘处机是深得养生之要的，撰是书也不是不可能。不过，客观地说，无论作者真实与否，本书收入《学海类编》后，流传极广，影响很大，对于宣传普及养生知识有较大的贡献。

2.《修龄要指》，或作《修龄要旨》

原题"明冷谦编著"。冷谦，字启敬，道号龙阳子。浙江嘉兴人，以善音律为太常协律郎，又擅书画，逝于明永乐年间，据传寿在150岁以上。

考《四库全书总目》载："《修龄要指》，一卷。旧本题明冷谦撰。谦，字启敬，嘉兴人。洪武初，官太常协律郎。世或传其仙去，无可质验也。此本载曹溶《学海类编》中，所言皆养生调摄之事，如十六段锦、八段锦之类，汇辑成编。疑亦依托。"四库馆臣的怀疑是对的，书中内容，多有明中后期所出者。但冷氏勤于修炼，精晓养生，寿至百五十，托其名者亦不足为怪。

《修龄要指》辑录有关养生文献或法诀凡9篇。《四时调摄》论述春夏秋冬四季养生要点及12个月逐月养生之法，每月均以脏腑气血的生理变化特点为依归，从五味、气候入手，说明宜忌、注意等情况。《起居调摄》介绍一日之中饮食起居、坐卧行立、言语视听等日常调摄事宜。《延年六字诀》《四季却病歌》及《八段锦法》均出自明宁王朱权《臞仙活人心法》，但其渊源可以追溯到魏晋时期的行气导引之术，如"六字诀法"就从道经《上清黄庭五脏六腑真人玉轴经》及《黄庭内景五脏六腑补泻图》演化而来。"八段锦"之名亦已见于《道枢》。宋明以来，六字诀法八段锦已经完全定形，成了行气导引的经典法式。《长生一十六字妙诀》，即道家所称的"十六锭金"，为男子调气炼精之法。《导引歌诀》为一套 16 节导引修炼法式，每套先述存思、调息、导引之功法，后为四言七绝歌诀 1 首，点明法眼诀窍。《十六段锦法》亦为一套 16 节的导引法式。《却病八则》为 8 种导引按摩法。总之，全书所辑行气导引之法，皆为简单易行之法，在民间流行广泛，影响较大。

3.《勿药元诠》，清代汪昂著

汪昂，字讱庵，安徽休宁人，曾寄籍浙江丽水。生于明万历四十二年(1614)，卒于清康熙四十年(1701)，为明末清初著名医学家。初业儒，为诸生，明亡后弃举子业，以医自隐，从事医籍整理及医学普及 50 多年。所著有《医方集解》《汤头歌诀》《本草备要》《素灵类纂》等，为普及中医教育厥功甚伟。

《勿药元诠》原附于《医方集解》后，刊行于康熙二十一年(1682)。书中辑录前代养生家"调息""小周天"等丹功气法和日常禁忌仅 10 则，字简意约，言浅易行。汪氏自称："兹取养生家言，浅近易行者，聊录数则，以听信士之修持。又将饮食起居之禁忌，撮其大要，以为纵恣者之防范，使人知谨疾而却病，不犹胜于修药而求医也乎。"《勿药元诠》所载养生功法简便易行，很快就流传开来。此后吴仪洛《成方切用》、翁藻《医钞类编》、叶志诜《颐身集》等纷然转录。

该书风行的一个主要原因是书中辑录的"调息""小周天"两种内丹功法迎合了当时的社会需要。众所周知，宋明以来内丹修炼不仅在道教界、达官贵族及知识阶层盛行，而且民间百姓也多有心向往者。

然内丹之术多以口传心授的方式传播，几乎不立文字，私秘性极强，故号称"内学""绝学"。即使有载之文字者，也是满纸暗喻隐譬，玄而又玄，使人摸不着头脑。没有师父道破法诀，即便苦修也是白炼，难成道果。所谓"玄关一窍，妙在师传"，道尽此中奥秘。比如静坐调息之法，虽说贯彻儒、释、道三家，但具体操作如何，各家均语焉不详。仅以儒家而言，程颐倡之，朱熹赞之，阳明体之，至如阳明后学王龙溪、罗念庵诸先生，或箴或说，无不以为养性之大法，但就是不言及具体方法。而《勿药元诠》以及稍前的《寿世青编》所载"调息"，从调息之准备、衣带之调适，到口舌鼻眼之运作，叩齿吞津之配合，并直指"摄心在数""心息相依"之关键，看似不经意间道来，但于丹功界不啻石破天惊，将原本秘而不传、奥而不售的呼吸修炼之法大白于天下，使修炼者有所依止，知其关键。从此，静坐调息成为社会最普遍的养生方法，广泛流传。值得注意的是，汪昂本人也是一个长寿的养生家，80多岁时仍耳目聪明，脑力过人，撰述不已，记载在《勿药元诠》中的养生功法不过寥寥数则，如果没有确实可传之法，汪氏绝不会轻易记载的。

4.《寿人经》，甘泉汪晟撰

甘泉在清代属江苏扬州府治，即今扬州市。汪晟生平无考。该书只有导引法诀8首，其中5首为五脏导引诀法，3首为坐功、长揖及导引择地之诀。书中所述7种导引功法，动作极为简单，四肢腰体无非是转摇舒展而已，没有什么难度，特别适合于年老体弱之人，是静中求动的方便法门。书中特别提出，导引之时要选择空气清新、地面洁净之处，值得重视。尤其书末所言"不拘时，不拘数，行功时，以自然为主，不可稍稍伤气，稍稍伤力，如意行之最妙。盖意到即气到，气到即血行，久而无间，功效自生，亦却病延年之一助也"，更是经验之谈。

5.《延年九转法》，原题"新安方开手辑"

新安即今河北省安新县。方开本为一个民间老人，久于修炼，而达百年之寿。本书即为方开老人传授的一种摩腹养生功法，由长白山人颜伟记录整理、绘图列说而成。颜伟年轻时体弱多病，"药饵导引，凡可愈疾者，无不遍访"，最后得识方某，获其"延年九转法"，"循习行之，疾果渐减。后以此法语亲交中病者，无不试有奇效"。颜伟整理成书在雍正十三年（1735），后经百年，再由金台韩德元父子重为缮写，校勘梓行。韩德元以习武之益，年虽七十有一，卒无衰老之状。然因早年任职奔劳，致患失眠之症20余年，多方调治，竟不能愈。后得朴之冉所藏《方仙延年法》，即此《延年九转法》，如法课练，未及两月，失眠之患顿然若失。韩氏坚持调练，竟能彻夜酣睡，且精神日益爽朗，脚力更觉轻捷。这便是韩氏动心发念，刊印此书，以广其传的机缘。

本书经颜伟记述整理，有图说9篇，"全图说"1篇，是一部专述摩腹养生功法的小书。9篇图说，详细介绍并图示摩腹功法的过程，简单明了，一学即会。《全图说》则精要阐明摩腹功法的思想基础和养生机理。摩腹养生的思想源于阴阳动静理论，故《全图说》指出："天地本乎阴阳，阴阳主乎动静。人身，一阴阳也；阴阳，一动静也。动静合宜，气血和畅，百病不生，乃得尽其天年。如为情欲所牵，永违动静。过动伤阴，阳必偏胜；过静伤阳，阴必偏胜。且阴伤而阳无所成，阳亦伤也；阳伤而阴无所生，阴亦伤也。既伤矣，生生变化之机已塞，非用法以导之，则生化之源无由启也。"人只有保持阴阳动静的平衡稳定，才能保持健康，尽终天年。摩腹养生的机理就在于"以动化静，以静运动，合乎阴阳，顺乎五行，发其生机，神其变化，故能通和上下，分理阴阳，去旧生新，充实五脏，驱外感之诸邪，消内生之百症，补不足，泻有余"。摩腹功法的诀窍就在于掌握阴阳动静的消长之道，故能妙用无穷。

三、学习要点

1. 了解特色，掌握重点

《颐身集》是一部很有特色的养生小丛书，收入的5种著作体量均较小，有的不足千字，全帙不到两万字，只是一函小册子。但该书讲求实用，不尚空谈，与其他养生书多述规谏教诫相比，重在法诀的交代，因此内容精要，方法简便，深受欢迎，流传颇广。全书内容，重点在于介绍呼吸修炼、导引按摩的方法功诀。讲呼吸的有六字诀、调息、小周天等，无外乎以意引气，调匀出入息而已。讲导引的有八段锦、十六段锦、导引却病及《寿人经》的五脏调理等，以活动形体、疏通经络、流行气血为枢机。讲按摩的有摩擦肾俞、涌泉，或头面、腹部等，以点带面，力在局部，功在全身。值得注意的是，无论是呼吸调节还是导引按摩，都有法有诀，得其要者，一言而终。

2. 勤于实践，贵在坚持

本书所载导引按摩之法，均较简单，易于操作，往往反为人们所轻视或忽略，究其原因，大概是养生者往往自以为高明，过于把养生神秘化、玄妙化，认为那些简单的方法无甚奥妙，不值得深究。而事实是，极简单者极高明，极易行者极难坚持。因此，学习本书功法，既要勤练，又要久持。勤有两层意思，一是不要见易而懒，瞧不上那些简单的方法，要心勤善动，不要以为简单就不屑于练习；二是有些方法要反复为之，频繁进行，如梳发摩面、叩齿咽津，甚而调息静坐，均可不拘时，不拘地，一日之内得空即练，养成习惯，臻于自然。养生的效果难以立竿见影，长期坚持，至为重要。嵇康《养生论》所言"至物微妙，可以理知，难以目识""意速而事迟，望近而应远"，养生者应该深以为诫。导引之术，有的需要久久为功，不仅要长期练习，还得要尽早掌握，如八段锦、小周天之类，能在青壮年开始练习，几十年坚持下来，必有所获。而对于那些步入桑榆的老年人，则不必拘于久久之说，可以选择散步、摩腹等更为简单的方法，坚持练习，同样可以达到理想的效果。

叶明花　蒋力生
2020 年 6 月

整理说明

1. 版本选择。《颐身集》为叶志诜就养于广东节署时编集的养老小丛书，首刊于咸丰二年（1852），由广东抚署开雕，所收各书首页均署汉阳叶氏校刻或校刊。光绪三年（1877）又有萧山华莲峰刻本。此后，再无其他刊本。

此次整理，以咸丰二年首刊本为底本，以光绪萧山华莲峰刻本（简称萧山本）为主校本，同时还选用《学海类编》《医方集解》《内功图说》作为有关书籍的主校本。参校本则有道藏本《黄庭内景五脏六腑补泻图》《寿亲养老新书》《臞仙活人心法》《成方切用》《黄帝内经素问》等。

2. 原书底本为繁体竖排，今改为简体横排，繁体字改为简体字。正文中夹有小字注时仍为小字排版；原书表示行文前后之"右""左"皆分别径改为"上""下"。

3. 校勘以对校、本校为主，辅以他校，慎重使用理校。凡底本有误者，从校本改后出注；文字互异者，不改底本，出注说明。

凡底本因写刻时笔画小误所致的错别字，径改不出注；非写刻时笔画小误所致的错别字，改后出注说明。通假字、古今字保留原字，出注说明。多次出现者，只在首见时说明，余不加注。凡脱、衍、残、疑或避讳字，或补，或删，或改，或保留原字，均出注说明。

4. 注释力求简明扼要，通俗易懂，不作训诂考据，不出疏证。

5. 点评力求抓住要点、突出特色，点到为止。

摄生消息论

元·丘处机手辑

春季摄生消息

春三月[1]，此谓发陈[2]，天地俱生，万物以荣。夜卧早起，广步[3]于庭，被发缓行[4]，以使志生。生而勿杀，与而勿夺，赏而勿罚，此养气之应，养生[5]之道也。逆之则伤肝。

肝木味酸，木能胜土，土属脾主甘。当春之时，食味宜减酸益甘，以养脾气。春阳初升，万物发萌，正二月间，乍寒乍热。高年之人[6]，多有宿疾，春气所攻，则精神昏倦，宿病发动。又兼冬时，拥炉熏衣，啖炙炊煿[7]成积，至春发泄。体热头昏，壅隔涎嗽[8]，四

---

① 春三月：指农历正、二、三月。

② 发陈：推陈出新的意思。

③ 广步：缓步，漫步。

④ 被（pī披）发缓行：被发，披头散发。被，通"披"。缓行，按《素问·四气调神大论》当作"缓形"。

⑤ 养生：保养春天的生发之气。

⑥ 高年之人：年岁高的老人。

⑦ 啖（dàn淡）炙炊煿（bó勃）：吃烤肉、油炸等食物。啖，吃；煿，油炸食物。

⑧ 壅隔涎嗽：胸膈壅塞不舒，痰多咳嗽。隔，同"膈"。

肢倦怠，腰脚无力，皆冬所蓄之疾，常当体候①。若稍觉发动，不可便行疏利之药，恐伤脏腑，别生余疾。惟用消风和气、凉膈化痰之剂，或选食治方中，性稍凉，利饮食，调停②以治，自然通畅。若无疾状，不必服药。

春日融和③，当眺园林亭阁，虚敞之处，用摅④滞怀，以畅生气。不可兀坐⑤，以生抑郁。饭酒不可过多，米面团饼，不可多食，致伤脾胃，难以消化。老人切不可以饥腹多食，以快一时之口，致生不测。天气寒暄⑥不一，不可顿去绵衣⑦，老人气弱骨疏体怯，风冷易伤腠里⑧，时备夹衣，遇暖易之一重⑨，渐减一重，不可暴⑩去。

刘处士⑪云：春来之病，多自冬至⑫后，夜半⑬一阳生。阳无吐，阴无纳，心膈宿热与阳气相冲，两虎相逢，狭道必斗矣。至于春夏之交，遂致伤寒虚热时行⑭之患，良由冬月焙火食炙，心膈宿痰流入四肢之故也，当服祛痰之药以导之，使不为疾。不可令背寒，寒即伤肺，令鼻寒咳嗽。身觉热甚，少去上衣。稍冷，莫强忍，即便⑮加

---

① 体候：感受观察。
② 调停：通过调理使之恢复和谐。
③ 融和：和煦，暖和。
④ 摅(shū 舒)：抒发。
⑤ 兀坐：独自端坐。
⑥ 暄：温暖。
⑦ 绵衣：指装棉絮的衣服。绵，通"棉"。
⑧ 腠里：即腠理。指皮肤和肌肉交接的地方。
⑨ 重(chóng 虫)：量词，层。
⑩ 暴(bào 报)：猝然，突然。
⑪ 刘处士：即刘词，号茅山处士，生卒及里籍无考。宋代养生学家。著有《混俗颐生录》。
⑫ 冬至：二十四节气之一，在农历十一月内，在阳历 12 月 22 日前后。
⑬ 夜半：古代十二时辰之一。相当于子时(夜晚 11 时至次日凌晨 1 时)。
⑭ 时行：指冬季感受不正之气，至春而发的疾病。
⑮ 即便：立即，马上。

服。肺俞①五脏之表，胃俞②经络之长，二处不可失寒热之节。谚云：避风如避箭，避色如避乱，加减逐时衣，少餐申③后饭。是也。

肝脏春旺

肝属木，为青帝④，卦属震，神形如青龙⑤，象如悬匏⑥。肝者，干也，状如枝干，居在下，少近心。左三叶，右四叶，色如缟映绀⑦。

肝为心母，为肾子。肝中有三神⑧，名曰爽灵、胎光、幽精也。夜卧及平旦⑨，扣⑩齿三十六通，呼肝神名，使神清气爽。目为之宫，左目为甲，右目为乙⑪。男子至六十，肝气衰，肝叶薄，胆渐减，目即昏昏然，在形为筋，肝脉合于木，魂之藏也，于液为泪，肾邪入肝，故多泪。

六腑，胆为肝之腑，胆与肝合也，故肝气通则分五色⑫，肝实则目黄赤。肝合于脉，其荣爪也。肝之合也，筋缓弱脉不自持者，肝先

---

① 肺俞：经穴名，属足太阳膀胱经，肺之背俞穴。在背部，当第 3 胸椎棘突下，后正中线旁开 1.5 寸。

② 胃俞：经穴名，属足太阳膀胱经，胃之背俞穴。在背部，当第 12 胸椎棘突下，后正中线旁开 1.5 寸。

③ 申：即申时，十二时辰之一，下午 3 时至 5 时。

④ 青帝：我国古代道家神话中的五天帝之一，是东方的主宰之神。

⑤ 青龙：古代传说中的祥瑞动物，"四灵"之一。

⑥ 匏（páo 袍）：葫芦之属，比葫芦大。

⑦ 缟（gǎo 稿）映绀（gàn 赣）：薄薄的素娟掩映出青红色。缟，白绢。

⑧ 三神：指三魂，道教认为人有三魂七魄。

⑨ 夜卧及平旦：夜晚临睡前和早晨天亮的时候。

⑩ 扣：通"叩"。

⑪ 左目为甲，右目为乙：中医理论将十天干与人体相配，左目与甲相配，右目与乙相配。

⑫ 五色：青、赤、黄、白、黑 5 种颜色。

死也。日为甲乙，辰为寅卯①。音属角②，味酸，其臭③臊膻，心邪入肝则恶膻。

肝之外应东岳④，上通岁星⑤之精。春三月，常存岁星青气入于肝。故肝虚者，筋急也；皮枯者，肝热也；肌肉斑点者，肝风也；人之色青者，肝盛也；人好食酸味者，肝不足也；人之发枯者，肝伤也；人之手足多汗者，肝方无病。肺邪入肝则多哭。治肝病当用嘘⑥为泻，吸为补。其气仁⑦，好行仁惠伤悯之情，故闻悲则泪出也。

春三月，水旺天地气生，欲安其神者，当泽及群刍⑧，恩沾庶类⑨，无竭川泽，毋洒陂塘，毋伤萌芽，好生勿杀，以合太清⑩，以合天地生育之气，夜卧早起，以合乎道。若逆之则毛骨不荣，金木相克而诸病生矣。

相肝脏病法

肝热者，左颊赤。肝病者，目夺⑪而胁下痛引小腹，令人喜怒。

---

① 辰为寅卯：在时辰为寅时和卯时。辰，指时辰，古代将1天分为12个时辰，每个时辰合两个小时。寅时为早晨3时至5时，卯时为早晨5时至7时。

② 角（jué 决）：中国古代五音之一。五音为宫、商、角、徵（zhǐ 指）、羽。

③ 臭（xiù 秀）：气味。五臭为臊、焦、香、腥、腐。

④ 东岳：指泰山。在今山东省。

⑤ 岁星：即木星。

⑥ 嘘：六字诀养生法的一种。即缓缓吐气发出"嘘"的声音。六字诀为呵、呵、呼、嘘、吹、嘻。

⑦ 仁：五德之一。五德即仁、义、礼、智、信。

⑧ 群刍：各种吃草的动物。

⑨ 庶类：众多种类的生物。

⑩ 太清：天道，天理。

⑪ 目夺：指目中神采被夺。

肝虚则恐，如人将捕之。实则怒，虚则寒，寒则阴气壮，梦见山林。

肝气逆，则头痛、耳聋、颊肿。

肝病欲散，急食辛以散，用酸以补之。当避风，肝恶风也。

肝病，脐左有动气，按之牢若痛，支满淋溲①，大小便难，好转筋②。

肝有病则昏昏好睡，眼生膜，视物不明，飞蝇上下，胬肉攀睛③，或生晕，映冷泪，两角赤痒，当服升麻疏散之剂。

【点评】丘处机认为春季的特性是"生发"，此时"天地俱生，万物以荣"，在饮食上应该注意"减酸益甘以养脾气"，而且"不可多食"，以防损伤脾胃。早春时节，"乍寒乍热"，老年人"气弱骨疏体怯"，要预防感冒，"不可顿去绵衣"，而要"渐减"，此时老年人身上的宿疾易被春气所攻而发动，此时应该选用"消风和气、凉膈化痰之剂"，或性稍凉的食治方，调停以治。丘处机还特别建议老年人在春日融和之时前往园林亭阁等高敞之处，"用摅滞怀，以畅生气"，而不要闷坐在房间里，导致心情郁闷。肝属木，与春气相应，喜条达而恶抑郁，春天不仅是肝病高发期，也是保健良机。因而丘处机在本篇全面介绍了肝脏的生理和病理特点，如肝"在形为筋"；"于液为泪"；"肝虚者，筋急也"；"人好食酸味者，肝不足也；人之发枯者，肝伤也"。又详细列出了肝脏疾患的外在征象和诊断要点。对春季老年人肝病的预防和诊断有指导价值。

---

① 淋溲：中医病证名，表现为小便不通畅，点滴而出。
② 转筋：指肌肉痉挛，俗称抽筋。
③ 胬肉攀睛：中医眼科病证名，系指眦部血脉丛生，横贯白睛，渐侵黑睛，甚至掩及瞳仁，病人自觉眼睛磣涩不适的病证。

夏季摄生消息

夏三月①，属火，主于长养心气，火旺，味属苦。火能克金，金属肺，肺主辛，当夏饮食之味，宜减苦增辛以养肺。心气当呵②以疏之，嘘以顺之。三伏③内腹中常冷时，忌下利④，恐泄阴气，故不宜针灸，惟宜发汗。夏至⑤后，夜半一阴生，宜服热物，兼服补肾汤药。

夏季心旺肾衰，虽大热，不宜吃冷淘⑥、冰雪、蜜冰、凉粉、冷粥，饱腹受寒，必起霍乱⑦。少食瓜茄生菜，原腹中方受阴气，食此凝滞之物，多结癥块⑧。若患冷气痰火之人，切宜忌之，老人尤当慎护。平居檐下、过廊、街堂、破窗，皆不可纳凉，此等所在虽凉，贼风中人最暴⑨，惟宜虚堂、净室、水亭、木阴，洁净空敞之处，自然清凉。更宜调息净心，常如冰雪在心，炎热亦于吾心少减。不可以热为热，更生热矣。

每日宜进温补平顺丸散。饮食温暖，不令大饱，时时进之，宜桂

---

① 夏三月：指农历四、五、六月。

② 呵：指六字诀呼吸养生法中的呵字诀。

③ 三伏：即初伏、中伏、末伏。农历夏至后第 3 个庚日是初伏第 1 天，第 4 庚日是中伏第 1 天，立秋后第 1 庚日是末伏第 1 天，是一年中最热的时候。

④ 下利：指中医治疗方法之下法，是运用有泻下、攻逐、润下作用的药物以通导大便，消除积滞，荡涤实热，攻逐水饮的治法。

⑤ 夏至：二十四节气之一。在阳历 6 月 21 日或 22 日。这一天白天最长，夜晚最短。中医认为这是一年中阳气最盛的日子。

⑥ 冷淘：过水面及凉面一类的食品。

⑦ 霍乱：中医病名，多表现为上吐下泻的症状。

⑧ 癥(zhēng 征)块：腹内气血瘀结的包块。

⑨ 暴：急骤，猛烈。

汤豆蔻熟水①，其于肥腻当戒。不得于星月下露卧，兼使睡着，使人扇风取凉，一时虽快，风入腠里，其患最深。贪凉兼汗身当风而卧，多风痹②，手足不仁，语言謇涩③，四肢瘫痪。虽不人人如此，亦有当时中者，亦有不便中者，其说何也？逢年岁方壮，遇月之满，得时之和，即幸而免，至后还发；若或年力衰迈，值月之空，失时之和，无不中者。头为诸阳之总，尤不可风，卧处宜密，防小隙微孔以伤其脑户④。

夏三月，每日梳头一二百下，不得梳着头皮，当在无风处梳之，自然去风明目矣。养生论⑤曰：夏谓蕃秀，天地气交，万物华实。夜卧早起，无厌于日，使志无怒，使华成实，使气得泄。此夏气之应，长养之道⑥也。逆之则伤心，秋发痎疟⑦，收敛者少，冬至病重。又曰：夏气热，宜食菽⑧以寒之，不可一于热也。禁饮食汤，禁食过饱，禁湿地卧并穿湿衣。

心脏夏旺

心属南方火，为赤帝⑨，神形如朱雀⑩，象如倒悬莲蕊。心者，

---

① 桂汤豆蔻熟水：宋元时期常见的两种饮料。桂汤，桂枝汤；豆蔻熟水，用豆蔻熬制的一种饮料。

② 风痹：中医病名，痹症的一种。

③ 謇(jiǎn 剪)涩：口齿艰难不利。

④ 脑户：穴位名，在脑后枕骨部。这里代指头部。

⑤ 养生论：据下引文，当指《素问·四气调神大论》。

⑥ 长养之道：指夏天生长旺盛的规律特点。

⑦ 痎(jiē 皆)疟：中医病名，泛指疟疾。

⑧ 菽(shū 书)：豆类的总称。

⑨ 赤帝：道教神仙中五大天帝之一，南方的主宰神。

⑩ 朱雀：古代传说中的祥瑞动物，"四灵"之一。

纤也，所纳纤微，无不贯注，变水为血也。重十二两，居肺下肝上，对尾鸠下一寸注曰：胞中心口掩下尾鸠①也，色如缟映绛②，中有七孔三毛。上智之人，心孔通明；中智之人五孔，心穴通气；下智无孔，气明不通，无智狡诈。

心为肝子，为脾母。舌为之宫阙。窍通耳，左耳为丙，右耳为丁。液为汗，肾邪入心则汗溢，其味苦，小肠为心之腑，与心合。《黄庭经》③曰：心部之宅莲含花，下有童子丹元家；主适寒热荣卫和，丹锦绯囊披玉罗。其声徵，其臭焦，故人有不畅事，心即焦燥。心气通则知五味，心病则舌焦卷而短，不知五味也。其性礼，其情乐。人年六十，心气衰弱，言多错忘。心脉出于中冲④，生之本，神之处也，主明运用。心合于脉，其色荣也，血脉虚少不能荣脏腑者，心先死也。

心合辰之巳午⑤，外应南岳，上通荧惑⑥之精。故心风⑦者，舌缩不能言也；血壅者，心惊也；舌无味者，心虚也；善忘者，心神离也；重语者，心乱也；多悲者，心伤也；好食苦者，心不足也；面青黑者，心气冷也；容色鲜好⑧，红活有光，心无病也。肺邪入心则多言。心通徵，心有疾当用呵。呵者，出心之邪气也。

---

① 尾鸠：现指胸骨剑突部分。
② 绛：大红色、深红色。
③ 《黄庭经》：道教重要经典。该经以古道经中人身脏腑各有主神之说为本，结合古医经脏腑理论，以七言韵文形式，阐述道教内修医理根据，强调固精炼气，提示长生久视要诀。有《黄庭内景玉经》及《黄庭外景玉经》之分，约成书于两晋时期，为女冠魏华存所辑。
④ 中冲：经穴名，属手厥阴心包经。在手中指末节尖端中央。
⑤ 巳午：即十二时辰的巳时、午时，巳时为上午9时至11时，午时为上午11时至下午1时。
⑥ 荧惑：即火星。
⑦ 心风：心脏受风邪侵袭所致的病患。
⑧ 鲜好：鲜艳美好。

故夏三月，欲安其神者，则含忠履孝①，辅义安仁②，安息火炽③，澄和心神，外绝声色，内薄滋味，可以居高朗，远眺望。早卧早起，无厌于日，顺于正阳，以消暑气。逆之则肾心相争，火水相克，火病由此而作矣。

相心脏病法

心热者，色赤而脉溢，口中生疮，腐烂作臭，胸膈、肩背、两胁、两臂皆痛。

心虚则心腹相引而痛，或梦刀杖④、火焰、赤衣、红色之物、炉冶⑤之事，以恍怖人。

心病欲濡，急食咸以软之，用苦以补之，甘以泻之。禁湿衣热食。心恶热及水。

心病，当脐上有动脉⑥，按之牢若痛，更苦烦煎⑦，手足心热，口干舌强⑧，咽喉痛，咽不下，忘前失后。

【点评】丘处机认为夏季的特性是长养，此时阳气趋盛，万物繁茂，在饮食上"宜减苦增辛以养肺"。夏季虽然天气炎热，但

---

① 含忠履孝：时刻谨记并严格履行忠诚孝顺的道德理念。
② 辅义安仁：培养并坚定持守正直仁爱的道德理念。
③ 安息火炽：即平心静气。火炽，指激动的情绪和强烈的欲望。
④ 刀杖：泛指所有古代兵器。
⑤ 炉冶：指冶炼。
⑥ 动脉：指跳动的脉络，触摸具有搏动感。
⑦ 烦煎：苦闷焦灼。
⑧ 舌强(jiàng 匠)：舌头僵硬。

"心旺肾衰""腹中常冷"，因此"不宜吃冷淘、冰雪、蜜冰、凉粉、冷粥"，否则"饱腹受寒，必起霍乱"，也要"少食瓜茄生菜"，戒肥腻，而要饮食温暖，不令大饱。在治疗上也要注意，忌下利，不宜针灸，惟宜发汗。关于老年人在夏季纳凉的方法，丘处机认为"平居檐下、过廊、街堂、破窗，皆不可纳凉"，也不要在"星月下露卧，兼使睡着，使人扇风取凉"，这些地方虽然凉快，但是贼风中人最暴，如果不加注意，"风入腠里"，甚至会诱发中风。至于情志调养，则应该"调息静心，常如冰雪在心"，不宜发怒，不然"以热为热，更生热矣"。心属火，与夏气相通，夏季应当注意心脏保健。因而丘处机在本篇全面介绍了心脏的生理和病理特点，如"心合于脉，其色荣也"；"其声徵，其臭焦"；"心气衰弱，言多错忘"；"多悲者，心伤也；好食苦者，心不足也"。又详细列出了心脏疾患的外在征象和诊断要点。对老年人夏季心脏疾患的预防和诊断有指导价值。

秋季摄生消息

秋三月①，主肃杀，肺气旺，味属辛。金能克木，木属肝，肝主酸。当秋之时，饮食之味，宜减辛增酸，以养肝气。肺盛则用咽②以泄之。立秋③以后，稍宜和平④将摄。但春秋之际，故疾发动之时，

---

① 秋三月：指农历七、八、九月。

② 咽：《学海类编》本同。疑为"呬"之误。

③ 立秋：二十四节气之一。在阳历 8 月的 7、8 或 9 日，农历七月初。一般以立秋为秋季的开始。

④ 和平：温和平顺。

切须安养，量其自性①将养。

秋间不宜吐并发汗，令人消烁②，以致脏腑不安，惟宜针灸。下利，进汤散以助阳气。又若患积劳、五痔③、消渴④等病，不宜吃干饭炙煿，并自死牛肉、生鲙鸡猪、浊酒陈臭、咸醋黏滑难消之物，及生菜、瓜果、鲊酱⑤之类，若风气、冷病、痃癖⑥之人，亦不宜食。

若夏月好食冷物过多，至秋患赤白痢⑦疾兼疟疾者，宜以童子小便二升，并大腹槟榔五个细剉，同便煎取八合，下生姜汁一合，和收起腊雪水⑧一钟，早朝空心⑨，分为二服，泻出三两行夏月所食冷物，或胸膈有宿水冷脓，悉为此药祛逐，不能为患。此汤名承气，虽老人亦可服之，不损元气，况秋痢⑩，又当其时，此药又理脚气⑪，悉可取效。丈夫泻后两三日，以薤白煮粥，加羊肾同煮，空心服之，殊胜补药。

又当清晨，睡觉闭目叩齿二十一下，咽津，以两手搓热熨眼数次，多于秋三月行此，极能明目。又曰：季秋⑫谓之容平⑬，天气以

---

① 自性：自身体质情况。

② 消烁：衰弱。

③ 五痔：病名，肛门痔5种类型之合称。《备急千金要方》卷二十三云："夫五痔者，一曰牡痔，二曰牝痔，三曰脉痔，四曰肠痔，五曰血痔。"

④ 消渴：病名。泛指具有多饮、多食、多尿症状的疾病。

⑤ 鲊（zhǎ 眨）酱：用盐、米粉、豆类等和鱼一起腌制的酱。

⑥ 痃癖（xuán pǐ 玄痞）：指腹中结块和饮水不消的病症。

⑦ 赤白痢：病名。下痢黏冻脓血，赤白相杂。

⑧ 腊雪水：冬至后3天所下的雪，融化后的水。

⑨ 空心：即空腹。

⑩ 秋痢：病名，指秋燥侵入致食积燥热蕴毒而引发的痢疾，症见里急后重，腹痛便脓。

⑪ 脚气：中医病名，主要表现为湿热流注腿脚。

⑫ 季秋：秋季的最后一个月，农历九月。

⑬ 容平：指草木在秋天成熟，不再像夏天茂盛生长。容，从容；平，成熟。

急，地气以明，早卧早起，与鸡俱兴①，使志安宁，以缓秋刑，收敛神形，使秋气平，无外其志，使肺气清。此秋气之应，养收之道也。逆之则伤肺，冬为飧泄②，奉藏者少。秋气燥，宜食麻③以润其燥，禁寒饮并穿寒湿内衣。《千金方》④曰：三秋服黄芪等丸一二剂，则百病不生。

肺脏秋旺

肺属西方金，为白帝⑤，神形如白虎⑥，象如悬磬⑦。肺者，勃也，言其气勃郁⑧也。重三斤三两，六叶两耳，总计八叶，色如缟映红，居五脏之上，对胸，若覆盖然，故为华盖⑨。肺为脾子，为肾母。下有七魄⑩，如婴儿，名尸狗、伏尸、雀阴、吞贼、非毒、除秽、辟臭，乃七名也。夜卧及平旦时叩齿三十六通，呼肺神及七魄名，以安五脏。

鼻为之宫，左为庚，右为辛，在气为咳，在液为涕，在形为皮毛也。上通气至脑户，下通气至脾中，是以诸气属肺，故肺为呼吸之根

---

① 兴：醒来，起来。
② 飧泄：中医病名。腹泻，大便中有未消化的食物。
③ 麻：即麻子仁。
④ 《千金方》：统指《备急千金要方》和《千金翼方》，为初唐名医孙思邈所撰。
⑤ 白帝：道教神仙中五大天帝之一，西方的主宰之神。
⑥ 白虎：古代传说中的祥瑞动物，"四灵"之一。
⑦ 磬：古代一种打击乐器。
⑧ 勃郁：饱满充盛。
⑨ 华盖：古代帝王用的车盖。
⑩ 七魄：道家认为人身有三魂七魄，其中七魄藏于肺脏。

源，为传送之宫殿也。肺之脉出于少商①，又为魄门②，久卧伤气。肾邪入肺则多涕，肺生于右为喘咳。大肠为肺之腑，大肠与肺合，为传泻行导之腑。鼻为肺之宫，肺气通则鼻知香臭。肺合于皮，其荣毛也，皮枯而毛落者，肺先死也。肺纳金，金受气于寅，生于巳，旺于酉，病于亥，死于午，墓于丑③。为秋，日为庚辛，辰为申酉④。其声商，其色白，其味辛，其臭腥，心邪入肺则恶腥也。其性义，其情虑。

肺之外应西岳⑤，上通太白⑥之精，于秋之王日⑦，存太白之气入于肺，以助肺神。肺风者，鼻即塞也；容色枯者，肺干也；鼻痒者，肺有虫也；多恐惧者，魄离于肺也；身体鳌黑者，肺气微也；多怒气者，肺盛也；不耐寒者，肺劳也，肺劳则多睡；好食辛辣者，肺不足也；肠鸣者，肺气壅也；肺邪自入者，则好笑。故人之颜色莹白者，则肺无病也。肺有疾，用呬⑧以抽之。无故而呬，不祥也。

秋三月，金旺主杀，万物枯损，欲安其魄而存其形者，当含仁育

---

① 少商：经穴名。属手太阴肺经。位于拇指末节桡侧，距指甲根角0.1寸处。
② 魄门：肺魄出入的门户。
③ 金受气于寅……墓于丑：来源于十天干生旺死绝理论，阐述了五行在十二地支的发展与变化。受气，又名"胎"，指金初得气，但尚弱，特性不显，如胎受气初成，而形体藏于母腹未见；生，又名"长生"，指金气发展到一定程度，发生质变，金的特性初现，如胎儿足月而生，其形现于世间；旺，又名"帝旺"，指金气旺极，特性突显，如人至壮年，事业巅峰；病，指金气盛极则衰，特性衰退明显，如人至中老年，体衰多病；死，指近期衰竭到一定程度，特性消失，如人死去，存在消失；墓，指金继续处于衰减状态，特性隐没不显，如人死后下葬，形体不再现于世间。
④ 申酉：指申时、酉时。申时为下午3时至5时，酉时为下午5时至7时。
⑤ 西岳：即华山。
⑥ 太白：即金星。
⑦ 秋之王日：秋气旺盛的日子。王，通"旺"。
⑧ 呬：六字诀呼吸法之一。

物，施恩敛容①。阴阳分形②，万物收杀，雀卧鸡起，斩伐草木，以顺秋气。长肺之刚，则邪气不侵。逆之则五脏乖③，而诸病作矣。

相肺脏病法

肺病热，右颊赤。

肺病，色白而毛槁④，喘咳气逆，胸背四肢烦痛，或梦美人交合，或见花旛衣甲⑤、日月云鹤、贵人相临。

肺虚，则气短，不能调息；肺燥，则喉干。

肺风，则多汗畏风，咳如气喘，旦善暮甚。

气病上逆，急食苦以泄之。又曰：宜酸以收之，用辛以补之，苦以泻之。禁食寒，肺恶寒也。

肺有病，不闻香臭，鼻生瘜肉⑥，或生疮疥，皮肤燥痒，气盛⑦咳逆，唾吐脓血，宜服排风散。

【点评】丘处机认为秋季的气候特征是"肃杀"，因此立秋之后的养生宜以"和平将摄"为原则。在饮食上"宜减辛增酸以养肝气"。丘处机告诫秋气干燥，"宜食麻以润其燥"，不宜食干饭炙煿及不卫生、难消化的食品。秋季阳气渐衰，阴气渐盛，老年人

---

① 敛容：端正仪容。
② 阴阳分形：男女分居。
③ 乖：出现异常。
④ 槁：干枯。
⑤ 花旛衣甲：五彩的旌旗，鲜艳的铠甲。旛，长幅下垂的旗，亦泛指旌旗，后作"幡"。
⑥ 瘜肉：即息肉。肉状的突起。
⑦ 气盛：指由于肺病呼吸失司，肺气壅滞所致的胸部膨满，胀闷如塞。

起居要注意顾护阳气，早卧早起，与鸡俱兴，注意保暖，禁寒饮或穿寒湿内衣；在情志调节上，也要与秋季"肃杀"的基调相合，以收敛为主，收敛神形，无外其志；在治疗上，也要注意"不宜吐并发汗"，惟宜针灸。下利是"秋气之应，养收之道也。逆之则伤肺，冬为飧泄"。肺属金，与秋季相通，秋季应当注意肺脏保健。因而丘处机在本篇全面介绍了肺脏的生理和病理特点，如肺"鼻为之宫""在气为咳，在液为涕""不耐寒者，肺劳也""如食辛辣者，肺不足也；肠鸣者，肺气壅也"，又详细列出了肺脏疾患的外在征象和诊断要点。对老年人秋季肺脏疾患的预防和诊断有指导价值。

冬季摄生消息

冬三月①，天地闭藏，水冰地坼②，无扰乎阳，早卧晚起，以待日光，去寒就温，毋③泄皮肤，逆之肾伤，春为痿厥④，奉生者少。斯时伏阳在内，有疾宜吐，心膈多热，所忌发汗，恐泄阳气故也。宜服酒浸药，或山药酒一二杯，以迎阳气。寝卧之时，稍宜虚歇⑤。寒极方加绵衣，以渐加厚，不得一顿便多，惟无寒即已。不得频用大火烘炙，尤甚损人，手足应心。不可以火炙手，引火入心，使人烦躁。不可就火烘炙食物，冷药不治热极，热药不治冷极，水就湿，火就燥

① 冬三月：指农历十、十一、十二月。
② 坼（chè 彻）：冻裂。
③ 毋（wú 无）：不要。
④ 痿厥：中医病证名，指手足痿弱无力且不温。
⑤ 虚歇：侧卧。

耳。饮食之味，宜减酸增苦以养心气。

冬月肾水味咸，恐水克火，心受病耳，故宜养心。宜居处密室，温暖衣衾①，调其饮食，适其寒温，不可冒触寒风，老人尤甚，恐寒邪感冒，为嗽逆、麻痹、昏眩等疾。冬月阳气在内，阴气在外，老人多有上热下冷之患，不宜沐浴。阳气内蕴之时，若加汤火②所逼，必出大汗，高年骨肉疏薄，易于感动③，多生外疾。不可早出，以犯霜威。早起，服醇酒④一杯以御寒；晚服消痰凉膈之药以平和心气，不令热气上涌。切忌房事，不可多食炙煿、肉面、馄饨之类。

肾脏冬旺

《内景经》⑤曰：肾属北方水，为黑帝⑥，生对脐，附腰脊，重一斤一两，色如缟映紫。主分水气，灌注一身，如树之有根。左曰肾，右名命门⑦，生气之府，死气之庐，守之则存，用之则竭。为肝母，为肺子，耳为之宫。天之生我，流气而变谓之精，精气往来谓之神，神者，肾藏其情智。左属壬，右属癸，在辰为子亥⑧，在气为吹⑨，在液为唾，在形为骨。久立伤骨，为损肾也，应在齿，齿痛者，肾伤

---

① 衾：被子。
② 汤火：指饮用热水和烤火。
③ 感动：感受外邪而扰动阳气。
④ 醇酒：味厚的美酒。
⑤ 《内景经》：即《黄庭内景玉经》。
⑥ 黑帝：道教神仙中五天帝之一，北方的主宰之神。
⑦ 命门：中医学名词，人体元气的根本所在。此指右肾。
⑧ 子亥：子时和亥时。子时为夜晚11时至凌晨1时，亥时为夜晚9时至11时。
⑨ 在气为吹：六字诀呼吸法中对应肾的呼吸法是吹法。

也。经于上焦，荣于中焦，卫于下焦。肾邪自入则多唾，膀胱为津液之腑，荣其发也。

《黄庭经》①曰：肾部之宫玄阙圆②，中有童子名上元③，主诸脏腑九液源，外应两耳百液津。其声羽，其味咸，其臭腐，心邪入肾则恶腐。凡丈夫，六十肾气衰，发变齿动，七十形体皆困，九十肾气焦枯，骨痿而不能起床者，肾先死也。肾病则耳聋骨痿，肾合于骨，其荣在髭。

肾之外应北岳④，上通辰星⑤之精，冬三月，存辰星之黑气，入肾中存之。人之骨痛者，肾虚也；人之齿多龃⑥者，肾衰也；人之齿堕者，肾风也；人之耳痛者，肾气壅也；人之多欠⑦者，肾邪也；人之腰不伸者，肾乏也；人之色黑者，肾衰也；人之容色，紫面有光者，肾无病也；人之骨节鸣者，肾羸也。肺邪入肾则多呻，肾有疾，当吹以泻之，吸以补之。其气智，肾气沉滞，宜重⑧吹则渐通也。肾虚则梦入暗处，见妇人、僧尼、龟鳖、驼马、旗枪、自身兵甲，或山行，或溪舟。故冬三月，乾坤气闭，万物伏藏，君子斋戒，谨节嗜欲，止声色，以待阴阳之定，无兢阴阳⑨，以全其生，合乎太清。

---

① 《黄庭经》：据后引文，此处当指《黄庭内景玉经》。
② 玄阙圆：喻指肾外部形色为黑中带红的卵圆形。
③ 上元：指肾脏之神。
④ 北岳：即恒山。
⑤ 辰星：即水星。
⑥ 龃：牙齿不齐，上下对不上。
⑦ 欠：打哈欠。
⑧ 重（chóng 虫）：多次，反复。
⑨ 无兢阴阳：不要使阴阳相争。兢，战栗，恐惧。

相肾脏病法

肾热者，颐①赤。肾有病，色黑而齿槁，腹大体重，喘咳，汗出恶风。

肾虚则腰中痛。肾风之状，颈多汗，恶风，食欲下，膈塞不通，腹满胀，食寒则泄，在形黑瘦。

肾燥，急食辛以润之。肾病坚，急食咸以补之，用苦以泻之。无犯热食，无着暖衣。

肾病，脐下有动气②，按之牢若痛；苦食不消化，体重骨疼，腰胯膀胱冷痛，脚痛或痹，小便余沥③，疝瘕④所缠，宜服肾气丸。

上四时调摄养生，治病大旨，尽乎此矣。他如《灵》《素》诸编，皆绪论耳。屠本畯识。

【点评】丘处机认为，冬三月，天地闭藏，天寒地冻，老年人养生应以"无扰乎阳"为原则，要早卧晚起，睡觉时屈身侧卧；要居处密室，温暖衣衾，毋泄皮肤，注意保暖，但也不可一次穿太多，要"寒极方加绵衣"，做到"适其寒温"；取暖之时，要注意不要"频用大火烘炙"，可以适当进补，如饮酒浸补药，或饮山药酒一二杯"以迎阳气"，但忌发汗。另外还要注意不宜沐浴，不可早出，切忌房事。这些措施都是为了照顾老年人"骨肉疏

---

① 颐：颊，腮。
② 动气：搏动感。
③ 余沥：淋漓不尽。
④ 疝瘕：疝气和癥瘕，腹内疼痛和腹中结块的病。

薄"的生理特点，达到不扰动阳气的效果。肾与冬气相应，肾水冬旺，水能克火，心火易伤，所以冬日"宜养心"，心火味苦，饮食之道应该适当增苦味以呵养心气，同时也可服用一些消痰凉膈之药来平和心气。肾脏与冬气相应，冬天也要顾护肾脏，因而丘处机在本篇全面介绍了肾脏的生理和病理特点，如肾"在液为唾，在形为骨""齿痛者，肾伤也""肺肾邪自入则多唾""肾病则耳聋骨痿"，又详细列出了肾脏疾患的外在征象和诊断要点。对老年人冬季肾脏疾患的预防和诊断有指导价值。

修龄要指

明·武林冷谦启敬著

四时调摄

春三月，此谓发陈，夜卧早起。节情欲，以葆生生之气①；少饮酒，以防逆上之火②。肝旺脾衰，减酸增甘。

肝藏魂，性仁③，属木，味酸，形如悬匏，有七叶，少近心，左三叶，右四叶。着④于内者为筋，见于外者为爪，以目为户，以胆为腑，故食辛多则伤肝。

用嘘字导引，以两手相重⑤，按肩上，徐徐缓缓，身左右各三遍。又可正坐⑥，两手相叉，翻覆向胸三五遍。此能去肝家积聚，风

---

① 生生之气：指推动人体生命活动的阳气。
② 火：指酒食内郁化为邪火。
③ 仁：五常之一，仁爱。
④ 着：居于、处在。
⑤ 重（chóng 虫）：交叉。
⑥ 正坐：端坐，正身而坐。

邪毒气①，不令病作。一春早暮，须念念为之，不可懈惰，使一暴十寒②，方有成效。

正月，肾气受病，肺脏气微。减咸酸，增辛辣，助肾补肺，安养胃气。衣宜下厚而上薄，勿骤脱衣，勿令犯风，防夏餐雪③。

二月，肾气微，肝正旺。戒酸增辛，助肾补肝。衣宜暖，令得微汗，以散去冬伏邪。

三月，肾气已息，心气渐临④，木气正旺。减甘增辛，补精益气。勿处湿地，勿露体三光⑤下。

胆附肝短叶下，外应瞳神、鼻柱间⑥。导引可正坐，合两脚掌，昂头，以两手挽脚腕起摇动，为之三五度。亦可大坐⑦，以两手招地举身，努力腰脊三五度，能去胆家风毒邪气。

夏三月，此谓蕃秀⑧，夜卧早起。伏阴⑨在内，宜戒生冷；神气散越，宜远房室。勿暴怒，勿当风，防秋为疟；勿昼卧，勿引饮⑩，主招百病。心旺肺衰，减苦增辛。

心藏神，性礼⑪，属火，味苦，形如倒悬莲蕊⑫。着于内者为脉，见于外者为色，以舌为户，以小肠为腑，故食咸则伤心。

---

① 风邪毒气：指虚邪贼风。《素问·上古天真论》云："虚邪贼风，避之有时。"
② 一暴十寒：指学习工作一时勤奋，一时懒惰，没有恒心。语出《孟子·告子上》。
③ 防夏餐雪：防止夏天过食冰冷寒凉的食物。
④ 临：增长。《易·序卦》云："临者，大也。"
⑤ 三光：指日、月、星。即代指室外自然环境。
⑥ 瞳神、鼻柱间：瞳孔与鼻梁间的部位。
⑦ 大坐：盘腿正坐。
⑧ 蕃秀：茂盛秀美。
⑨ 伏阴：伏藏于体内的阴气。
⑩ 引饮：举杯而饮。此指过度饮酒。
⑪ 礼：五常之一，指礼貌、礼仪。
⑫ 莲蕊：睡莲科植物莲的雄蕊。

治心用呵①字导引，可正坐，两手作拳用力，左右互相虚筑②各五六度。又以一手按髀③，一手向上拓空，如擎石④米之重，左右更手行之。又以两手交叉，以脚踏手中各五六度，间气⑤为之，去心胸风邪诸疾。行之良久，闭目三咽津，叩齿三通而止。

四月，肝脏已病，心脏渐壮。增酸减苦，补肾助肝，调养胃气。为纯阳之月，忌入房⑥。

五月，肝气休，心正旺。减酸增苦，益肝补肾，固密精气。早卧早起，名为毒月，君子斋戒，薄滋味，节嗜欲。霉雨湿蒸，宜烘燥衣。时焚苍术，常擦涌泉穴⑦，以袜护足。

六月，肝弱脾旺。节约饮食，远避声色⑧。阴气内伏，暑毒外蒸。勿濯冷⑨，勿当风，夜勿纳凉，卧勿摇扇，腹护单衾，食必温暖。

脾藏意，性信⑩，属土，味甘，形如刀镰⑪。着于内者为脏，见于外者为肉。以唇口为户，以胃为腑，故食酸多则伤脾。旺于四季末各十八日，呼吸橐龠⑫，调和水火，会合三家⑬，发生万物，全赖脾土，脾健则身无疾。

---

① 呵：指六字诀呼吸法中的呵字诀。
② 虚筑：轻轻敲打。
③ 髀：大腿。
④ 石(dàn 但)：古代重量单位，1 石为 60 千克。
⑤ 间气：呼气与吸气之间的间隔。
⑥ 入房：指夫妻同房。
⑦ 涌泉穴：穴位名。在足底，蜷足时足前部凹陷处。
⑧ 声色：音乐与美色，泛指娱乐之事。
⑨ 濯冷：用冷水洗。
⑩ 信：五常之一，指诚信。
⑪ 刀镰：即镰刀。
⑫ 橐龠：助火工具，犹今之风箱。代指呼吸运动。
⑬ 三家：指肺、心、肾三脏。

治脾用呼①字导引，可大坐，伸一脚，屈一脚，以两手向后及掣②三五度。又跪坐③，以两手据地④，回头用力作虎视各三五度。能去脾家积聚，风邪毒气，又能消食。

秋三月，此谓容平，早卧早起，收敛神气⑤。禁吐⑥，禁汗⑦。肺旺肝衰，减辛增酸。

肺藏魄，性义⑧，属金，味辛，形如悬磬，名为华盖⑨，六叶两耳，总计八叶。着于内者为肤，见于外者为皮毛，以鼻为户，以大肠为腑，故食苦多则伤肺。

治肺用呬字导引，可正坐，以两手据地，缩身曲脊，向上三举，去肺家⑩风邪积劳。又当反拳捶背上，左右各捶三度，去胸臆间风毒。闭气为之，良久闭目咽液，叩齿而起。

七月，肝心少气，肺脏独旺。增咸减辛，助气补筋，以养脾胃。安静性情，毋冒极热，须要爽气⑪，足与脑宜微凉。

八月，心脏气微，肺金用事。减苦增辛，助筋补血，以养心肝脾胃。勿食姜，勿沾秋露。

九月，阳气已衰，阴气太盛。减苦增甘，补肝益肾助脾胃。勿冒

---

① 呼：指六字诀呼吸法中的呼字诀。
② 掣：牵拉。
③ 跪坐：两膝着地，屁股靠着脚跟而坐。
④ 据地：以手按着地，席地而坐。
⑤ 神气：指精神。
⑥ 吐：指吐法，一种用药物或物理刺激促使呕吐的治疗方法。
⑦ 汗：指汗法，一种用药物促使排汗的治疗方法。
⑧ 义：五常之一，指正义。
⑨ 华盖：原指帝王车驾的伞形顶盖。肺脏居其他脏腑之上，故而称之。
⑩ 肺家：即肺脏。
⑪ 爽气：凉爽之气。

暴风①，恣醉饱。

冬三月，此谓闭藏②，早卧晚起，暖足凉脑，曝背③避寒，勿令汗出，目勿近火，足宜常濯。肾旺心衰，减咸增苦。

肾藏志，性智④，属水，味咸。左为肾，右为命门，生对脐，附腰脊。着于内者为骨，见于外者为齿，以耳为户，以膀胱为腑，故食甘多则伤肾。

治肾用吹字，导引可正坐，以两手耸托⑤，左右引胁⑥三五度。又将手反着膝⑦挽肘，左右同掀身三五度。以足前后踏，左右各数十度。能去腰肾风邪积聚。

十月，心肺气弱，肾气强盛。减辛苦⑧，以养肾气。为纯阴之月，一岁⑨发育之功，实胚胎⑩于此，大忌入房。

十一月，肾脏正旺，心肺衰微。增苦减咸，补理肺胃。一阳方生，远帷幕⑪，省言语。

十二月，土旺，水气不行。减甘增苦，补心助肺，调理肾气。勿冒霜雪，禁疲劳，防汗出。

【点评】本篇参考了《黄帝内经》中的四季养生理论，结合人体脏腑的生理功能特点，对春夏秋冬四季、12个月的养生、起

---

① 暴风：急骤强劲的风。
② 闭藏：闭密收藏。
③ 曝背：以背向日取暖。
④ 智：五常之一，智慧。
⑤ 耸托：向上托举。
⑥ 引胁：向上提拉胁肋。
⑦ 反着膝：双手交叉按住膝部。
⑧ 辛苦：指辛味和苦味。
⑨ 一岁：即1年。
⑩ 胚胎：比喻事物的开始或起源。
⑪ 帷幕：指男女房事。

居调摄予以说明，同时介绍了相关导引养生方法。

起居调摄

平明睡觉①，先醒心，后醒眼。两手搓热，熨眼数十遍。以睛左旋右转各九遍。闭住少顷，忽大挣②开，却除风火③。披衣起坐，叩齿集神，次鸣天鼓④，依呵、呼、呬、吹、嘘、嘻六字诀，吐浊吸清，按五行相生循序而行一周，散夜来蕴积邪气。随便导引，或进功夫，徐徐栉沐⑤，饮食调和。

面宜多擦，发宜多梳，目宜常运⑥，耳宜常凝，齿宜常叩，口宜常闭，津宜常咽，气宜常提，心宜常静，神宜常存，背宜常暖，腹宜常摩，胸宜常护，囊宜常裹⑦，言语宜常简默，皮肤宜常干沐。

食饱徐行，摩脐擦背，使食下舒，方可就坐。饱食发痔，食后曲身而坐⑧，必病中满⑨。怒后勿食，食后勿怒。

身体常欲小劳⑩，流水不腐，户枢不朽⑪，运动故也。勿得久劳，久行伤筋，久立伤骨，久坐伤肉，久卧伤气，久视伤神，久听伤精。

---

① 睡觉(jué 绝)：睡醒，清醒。
② 挣：同"睁"。
③ 风火：指五脏邪火。
④ 鸣天鼓：两手捂住耳朵，即以食指压在中指上，用食指弹脑后两骨。
⑤ 栉沐：指梳洗。
⑥ 运：速度适中地匀速旋转。
⑦ 囊宜常裹：指阴囊要经常兜裹保暖。
⑧ 曲身而坐：弯曲身子坐下。
⑨ 中满：脘腹胀满。
⑩ 小劳：不过度劳累的运动或劳动。
⑪ 户枢不朽：门轴因经常转动不会腐朽。

忍小便膝冷成淋①，忍大便乃成气痔②。着湿衣、汗衣，令人生疮。夜膳勿饱，饮酒勿醉，醉后勿饮冷，饱余勿便卧。头勿向北卧，头边勿安火炉。

切忌子后③行房，阳方生而顿减之，一度伤于百度。大怒交合，成痈疽；疲劳入房，虚损少子。触犯阴阳禁忌④，不惟父母受伤，生子亦不仁不孝。

临睡时，调息咽津，叩齿，鸣天鼓。先睡眼，后睡心。侧曲⑤而卧，觉直而伸。昼夜起居，乐在其中矣。

【点评】本篇内容是对《素问·上古天真论》中"食饮有节，起居有常，不妄作劳"的解读，分别讲述睡觉、栉沐、衣服、饮食、劳作、便溺、酒饮、房事等注意事项及规范。

延年六字总诀

用此六字，以导六气⑥，加以行势，方能引经⑦。行时须口吐鼻吸，耳不闻声，乃得。

肝若嘘时目瞪睛，肺和呬气手双擎⑧；
心呵顶上连叉手，肾吹抱取膝头平；

---

① 淋：淋证，症见小便淋沥涩痛等。
② 气痔：病名。指因情绪因素而发之痔者。
③ 子后：子时（凌晨1时至3时）以后。
④ 阴阳禁忌：指男女房事禁忌。
⑤ 侧曲：侧身屈膝。
⑥ 六气：指肝、心、脾、肺、肾、三焦等脏腑经脉之气。
⑦ 引经：指引导经气到达本脏经脉。
⑧ 擎：举起，向上托。

脾病呼时须撮口①，三焦客热卧嘻宁。

嘘肝气诀

肝主龙涂②位号心，病来还觉好③酸辛；

眼中赤色兼多泪，嘘之立去病如神。

呬肺气诀

呬呬数多作生涎④，胸膈烦满上焦⑤痰；

若有肺病急须呬，用之目下⑥自安然。

呵心气诀

心源烦燥⑦急须呵，此法通神⑧更莫过；

喉内口疮并热痛，依之目下便安和。

---

① 撮口：聚口使成圆形。
② 龙涂：龙行之途，指肝经循行路线。肝居左而阳升，是肾阳发动运行的途径。
③ 好(hào 浩)：喜爱、喜好。
④ 数多作生涎：经常咳出痰涎。
⑤ 上焦：人体部位名，三焦之一。三焦的上部，从咽喉至胸膈部分。
⑥ 目下：立刻，马上。
⑦ 心源烦燥：心火亢盛致烦躁不安。燥，通"躁"。
⑧ 通神：通于神灵。形容效果极好。

吹肾气诀

肾为水病主生门①，有病尪羸②气色昏；
眉蹙耳鸣兼黑瘦，吹之邪妄立逃奔。

呼脾气诀

脾宫属土号太仓③，痰病行之胜药方；
泻痢肠鸣并吐水④，急调呼字免成殃。

嘻三焦诀

三焦⑤有病急须嘻，古圣留言最上医；
若或通行土壅塞⑥，不因此法又何知。

四季却病歌

春嘘明目木扶肝，夏至呵心火自闲⑦；

---

① 生门：指下丹田，位于肾与脐之间。
② 尪羸(wāng léi 汪雷)：指瘦弱虚羸。
③ 太仓：古代京师储谷的大仓库。
④ 吐水：证名。呕吐清水而无食物。
⑤ 三焦：上焦、中焦、下焦的合称。其生理功能是通行元气、运行水液。
⑥ 土壅塞：指湿邪困脾，三焦通行不利。
⑦ 闲：节制、限制。

秋呬定收金肺润，肾吹惟要坎①中安；

三焦嘻却除烦热，四季长呼脾化餐②；

切忌出声闻口耳，其功尤胜保神丹。

【点评】以上两篇都介绍六字诀呼吸吐纳法的练习与应用。"延年六字点诀"讲解呼吸吐纳六字诀的练习方法。六字诀是我国传统呼吸养生方法，其通过念诵嘘、呬、呵、吹、呼、嘻6个字，分别引动肝、肺、心、肾、脾、三焦6个脏腑气机的运动，以达到锻炼脏腑，祛除脏腑疾病的目的。"四季却病歌"介绍如何按照四季的变化运用六字诀进行脏腑养生。六字诀呼吸吐纳法操作简便，易于练习，不受场地限制，适合中老年人习练。

长生一十六字妙诀

一吸便提，气气归脐；一提便咽，水火相见。

上十六字，仙家③名曰"十六锭金"，乃至简至易之妙诀也。无分于在官不妨政事，在俗不妨家务④，在士商不妨本业⑤。只于二六时⑥中，略得空闲，及行住坐卧，意一到处，便可行之。

口中先须嗽津⑦三五次，舌搅上下腭，仍以舌抵上腭，满口津

---

① 坎：指八卦中的坎卦，代表水，此指注水的肾脏。

② 脾化餐：脾运化饮食。

③ 仙家：指修炼养生有成的道家或道教人物。

④ 家务：家庭的日常事务。

⑤ 本业：本身的行业。

⑥ 二六时：指12个时辰。

⑦ 嗽津：气功术语。又称漱玉津、搅海。即以舌头在口中搅漱，促进唾液分泌。

生，连津咽下，汨然有声。随于鼻中吸清气一口，以意会及心目寂地，直送至腹脐下一寸三分丹田①元海之中，略存一存，谓之一吸；随用下部轻轻如忍便状，以意力提起使归脐，连及夹脊②、双关③、肾门④一路提上，直至后顶玉枕⑤关，透入泥丸⑥顶内，其升而上之，亦不觉气之上出，谓之一呼。一呼一吸谓之一息。气既上升，随又似前汨然有声咽下，鼻吸清气，送至丹田，稍存一存；又自下部，如前轻轻提上，与脐相接而上，所谓气气归脐，寿与天齐矣。

凡咽下口中有液愈妙，无液亦要汨然有声咽之。如是一咽一提，或三五口，或七九，或十二，或二十四口，要行即行，要止即止，只要不忘，作为正事，不使间断，方为精进。如有疯疾⑦，见效尤速。久久行之，却病延年，形体变，百疾不作。自然不饥不渴，安健胜常。行之一年，永绝感冒痞积、逆滞不和、痈疽疮毒等疾，耳目聪明，心力强记，宿疾俱瘳，长生可望。如亲房事，欲泄未泄之时，亦能以此提呼咽吸，运而使之归于元海。把牢春汛，不放龙飞⑧，甚有益处。所谓造化吾手，宇宙吾心，妙莫能述。

【点评】本篇详细介绍了"一十六字妙诀"的修习方法，该功法仅16字，被尊为"十六锭金"，是"最简易之妙诀"，而且人

---

① 丹田：脐下一寸三分处。
② 夹脊：在背腰部，当第1胸椎至第5腰椎棘突下两侧，后正中线旁开0.5寸，一侧17穴，左右共34穴。
③ 双关：指脊背后正中线上两大重要穴位，夹脊关和命门关。夹脊关与前正中线的膻中穴（在两乳头连线正中）相对，命门关与前正中线的神阙穴（即肚脐）相对。
④ 肾门：即肾俞穴，在第2腰椎棘突下，后正中线旁开1.5寸处。
⑤ 玉枕：即玉枕穴，属于足太阳膀胱经，位于颈后区，横平枕外粗隆上缘，后正中线旁开1.3寸。
⑥ 泥丸：指脑。
⑦ 疯疾：指风瘫、肢体活动不利之症。
⑧ 把牢春汛，不放龙飞：控制射精，不使精液射出。

人可练，不会耽误工作生活，一天当中，略有空闲时，不管行住坐卧，意念一到，就可练习。非常适合生活节奏快的现代人。

十六段锦法

庄子曰：吹嘘呼吸，吐故纳新，熊经鸟伸[1]，为寿而已矣[2]。此导引之法，养形之秘，彭祖[3]寿考之所由也。其法自修养家所谈，无虑数百端。今取其要约切当者十六，参之诸论，大概备矣。

凡行导引，常以夜半及平旦将起之时。此时气清腹虚[4]，行之益人。

先闭目握固[5]，冥心[6]端坐，叩齿三十六通，即以两手抱项，左右宛转[7]二十四，以去两胁积聚风邪。

复以两手相叉，虚空托天，按项二十四，以除胸隔间[8]邪气。

复以两手掩两耳，却以第二指[9]压第三指[10]，弹击脑后二十四，

---

① 熊经鸟伸：指模仿熊、鸟等动物的导引法。
② 吹嘘呼吸……为寿而已矣：语出《庄子·外篇·刻意》。
③ 彭祖：传说中的长寿者。因封于彭，故称。据传善养生，有导引之术，活到八百高龄。
④ 腹虚：指胃腑空虚，没有水谷饮食。
⑤ 握固：四指握住拇指的握法。
⑥ 冥心：静心。
⑦ 宛转：即转动之意。
⑧ 胸隔间：指咽喉以下，横膈膜以上的胸腔。
⑨ 第二指：即食指。
⑩ 第三指：即中指。

以除风池①邪气。

复以两手相提，按左膝左捩②，按右膝右捩身二十四，以去肝家③风邪。

复以两手，一向前一向后，如挽五石弓④状，以去臂腋⑤积邪。

复大坐，展两手，扭项，左右反顾，肩膊⑥随转二十四，以去脾家⑦积邪。

复两手握固，并拄⑧两肋，摆撼两肩二十四，以去腰肋间风邪。

复以两手交捶⑨臂及膊上连腰股各二十四，以去四肢胸臆⑩之邪。

复大坐，斜身偏倚，两手齐向上，如排天状⑪二十四，以去肺间⑫积邪。

复大坐，伸脚，以两手向前，低头扳脚十二次，却钩⑬所伸脚屈在膝上，按摩二十四，以去心胞络⑭邪气。

复起立据状⑮，扳身向背后视，左右二十四，以去肾间⑯风邪。

---

① 风池：经穴名，属足少阳胆经。足少阳、阳维之会。在项部，当枕骨之下，胸锁乳突肌与斜方肌上端之间的凹陷处。

② 捩(liè 列)：扭转。

③ 肝家：即肝脏。

④ 五石弓：形容努力动作。古代一石弓已是强弓。

⑤ 臂腋：手臂及腋下。

⑥ 肩膊：指肩膀，人颈下臂上的部分。

⑦ 脾家：即脾脏。

⑧ 拄：顶着。

⑨ 交捶：交叉捶打。

⑩ 胸臆：指胸腔。

⑪ 排天状：掌根相对，在空中划出圆圈。

⑫ 肺间：指肺脏中。

⑬ 钩：捉取。

⑭ 心包络：即心包。具有保护心脏的作用。

⑮ 据状：抓牢地面。

⑯ 肾间：指肾脏中。

复起立齐行①，两手握固。左足前踏，左手摆向前，右手摆向后，右足前踏，右手摆向前，左手摆向后二十四，去两肩之邪。

复以手向背上相捉②，低身徐徐宛转二十四，以去两胁之邪。

复以足相扭而行③前数十步，高坐伸腿④，将两足扭向内，复扭向外各二十四，以去两足及两腿间风邪。

复端坐闭目，握固冥心⑤，以舌抵上腭，搅取津液满口，漱三十六次，作汨汨声咽之。复闭息，想丹田火自下而上，遍烧身体，内外热蒸⑥乃止。

能日行一二遍，久久身轻体健，百病皆除，走⑦及奔马，不复疲乏矣。

八段锦法

闭目冥心坐冥心盘趺⑧而坐，握固静思神。叩齿三十六，两手抱昆仑⑨又两手向项后，数九息，勿令耳闻。自此以后，出入息皆不可使耳闻。左右鸣天鼓，二十四度闻移两手心掩两耳，先以第二指压中指，弹击脑后，左右各二十四次。

---

① 齐行：原地踏步。
② 相捉：两手相扣。
③ 相扭而行：指右脚向左脚前迈步，左脚向右脚前迈步。
④ 高坐伸腿：坐在较高的椅子上向下伸直腿。
⑤ 冥心：停止思维，使心境宁静。
⑥ 热蒸：发热并有热气上腾。
⑦ 走：此处为奔跑之意。
⑧ 盘趺：盘腿而坐。
⑨ 昆仑：指头部。

微摆撼天柱①摇头，左右顾，肩膊转随动二十四，先须握固，赤龙搅水津赤龙者，舌也。以舌搅口齿并左右颊，待津液生而咽。漱津三十六—云鼓漱，神水②满口匀。一口分三咽所漱津液分作三口，作汨汨声而咽之，龙行虎自奔③液为龙，气为虎。

闭气搓手热以鼻引清气，闭之少顷，搓手急数④，令极热，鼻中徐徐乃放气出，背摩后精门⑤精门者，腰后外肾也，合手心摩毕，收手握固。尽此一口气再闭气也，想火烧脐轮闭口鼻之气，想用心火下烧丹田，觉热极，即用后法。左右辘轳⑥转俯首摆撼两肩三十六，想火自丹田透双关，入脑户，鼻引清气，闭少顷间，两脚放舒伸放直两脚。

叉手双虚托叉手相交，向上托空三次，或九次，低头攀足频以两手向前攀脚心⑦十二次，乃收足端坐。以候逆水上候口中津液生。如未生，再用急搅取水，同前法，再漱再吞津。如此三度毕，神水九次吞谓再漱三十六，如前一口分三咽，乃为九也。咽下汨汨响，百脉⑧自调匀。

河车搬运⑨讫摆肩并身二十四次，及再转辘轳二十四次，发火遍烧身想丹田火自下而上，遍烧身体。想时口鼻皆闭气少顷。邪魔不敢近，梦寐不能昏。寒暑不能入，灾病不能迍⑩。

---

① 天柱：指颈椎。
② 神水：唾液的别称。
③ 龙行虎自奔：指水火既济，心肾相交。
④ 急数：指速度快，次数多。
⑤ 精门：即肾之背俞穴肾俞。在腰部当第 2 腰椎棘突下，后正中线旁开 1.5 寸。
⑥ 辘轳：古代民间的起重机械。此指头引两肩，左右摆摇如辘轳转动。
⑦ 攀脚心：抓住脚心，向后牵引。
⑧ 百脉：全身血脉的统称。
⑨ 河车搬运：指导引过程中，主观意念运载真气在体内循行。
⑩ 迍(zhūn 谆)：困顿。

子后午前①作，造化合乾坤。循环次第转，八卦②是良因。

其法于甲子日夜半子时起首，行时口中不得出气，唯鼻中微放清气。每日子后午前，各行一次，或昼夜共行三次。久而自知。蠲除③疾病，渐觉身轻④。能勤苦不怠，则仙道不远矣。

导引歌诀

水潮⑤除后患

平明⑥睡起时，即起端坐，凝神息虑，舌抵上腭，闭口调息，津液自生，渐至满口，分作三次，以意送下。久行之，则五脏之邪火不炎，四肢之气血流畅，诸疾不生，久除后患，老而不衰。

诀曰：

津液频生在舌端，寻常数咽下丹田。

于中畅美无凝滞，百日功灵可驻颜。

---

① 子前午后：此为单句互文修辞手法，指子时、午时前后。
② 八卦：《周易》中的 8 种具有象征意义的基本图形，分别为乾、坤、震、巽、坎、离、艮、兑。
③ 蠲(juān 捐)除：去除。
④ 身轻：身体轻健。
⑤ 水潮：指口中津液如潮水涌出。
⑥ 平明：天刚亮的时候。

起火得长安

子午二时，存想真火自涌泉穴起，先从左足行，上玉枕①，过泥丸，降入丹田三遍；次从右足，亦行三遍；复从尾闾②起，又行三遍。久久纯熟，则百脉流通，五脏无滞，四肢健而百骸理也。

诀曰：

阳火③须知自下生，阴符④上降落黄庭；

周流不息精神固，此是真人大炼形。

梦失⑤封金匮⑥

欲动则火炽，火炽则神疲，神疲则精滑而梦失也。寤寐⑦时调息神思，以左手搓脐二七，右手亦然；复以两手搓胁，摆摇七七，咽气纳于丹田，握固良久乃止，屈足侧卧，永无走失。

诀曰：

精滑神疲欲火攻，梦中遗失致伤生；

搓摩有诀君须记，绝欲除贪最上乘。

---

① 玉枕：指脑后骨隆起的部分。

② 尾闾：位于尾骨端。

③ 阳火：指命门真火。

④ 阴符：指肾中阴精。

⑤ 梦失：即梦遗，指在睡梦中遗精。

⑥ 金匮：铜制的柜。古时用以收藏珍贵的物品。此指精室。

⑦ 寤寐：睡觉。

形衰守玉关①

百虑感中，万事劳形，所以衰也，返老还童，非金丹不可。然金丹岂易得哉？善摄生者，行住坐卧，一意不散，固守丹田，默运神气，冲透三关②，自然生精生气，则形可以壮，老可以耐矣。

诀曰：

却老扶衰别有方，不须身外觅阴阳。

玉关谨守常渊默，气足神全寿更康。

鼓呵消积聚

有因食而积者，有因气而积者，久则脾胃受伤，医药难治。孰若③节饮食，戒嗔怒，不使有积聚为妙？患者当正身④闭息，鼓动胸腹，俟⑤其气满，缓缓呵出。如此行五七次，便得通快即止。

诀曰：

气滞脾虚食不消，胸中鼓闷最难调。

徐徐呵鼓潜通泰，疾退身安莫久劳。

---

① 玉关：原指古代宫殿的大门，此处代指丹田。

② 三关：指脑后玉枕穴、腰背夹脊穴和骶椎尾闾穴 3 处。

③ 孰若：怎么比得上。

④ 正身：端正身体。

⑤ 俟（sì 似）：等待。

兜礼治伤寒

元气亏弱，腠理不密，则风寒伤感。患者端坐盘足，以两手紧兜外肾①，闭口缄息。存想真气自尾闾升，过夹脊，透泥丸，逐其邪气，低头屈抑如礼拜状，不拘数，以汗出为度，其疾即愈。

诀曰：

跏趺②端坐向蒲团，手握阴囊意要专；

运气叩头三五遍，顿令寒疾立时安。

叩齿牙无疾

齿之有疾，乃脾胃之火熏蒸。每侵晨③睡醒时，叩齿三十六遍，以舌搅牙龈之上，不论遍数，津液满口，方可咽下，每作三次乃止。凡小解之时，闭口咬牙，解毕方开，永无齿疾。

诀曰：

热极风生齿不宁，侵晨叩漱自惺惺④；

若教运用常无隔，还许他年老复丁⑤。

---

① 外肾：指睾丸。

② 跏趺(jiā fú 加扶)：盘腿而坐，脚背放在股上，是佛家的一种坐法。

③ 侵晨：天渐亮时。

④ 惺惺：清醒状。

⑤ 年老复丁：在老年时恢复壮年的活力。

升观鬓不斑①

思虑太过，则神耗气虚，血败而斑矣。要以子午时，握固端坐，凝神绝念，两眼令光，上视泥丸，存想追摄二气②自尾间间上升，下降返还元海③，每行九遍。久则神全，气血充足，发可返黑也。

诀曰：

神气冲和精自全，存无守有养胎仙。

心中念虑皆消灭，要学神仙也不难。

运睛除眼翳④

伤热伤气，肝虚肾虚、则眼昏生翳，日久不治，盲瞎必矣。每日睡起时，跌坐⑤凝思，塞兑垂帘⑥，将双目轮转十四次，紧闭少时，忽然大瞪。行久不替，内障外翳自散，切忌色欲，并书细字⑦。

诀曰：

喜怒伤神目不明，垂帘塞兑养元精。

精生气化神来复，五内阴魔自失惊。

---

① 斑：指斑白。
② 二气：阴阳二气。
③ 元海：指丹田。
④ 翳：因眼内、外瘴眼病所生的遮蔽视线，影响视力的症状。
⑤ 跌坐：盘腿端坐。
⑥ 塞兑垂帘：闭口合眼。
⑦ 细字：极小的字。

掩耳去头旋①

邪风入脑，虚火上攻，则头目昏旋，偏正作痛。久则中风不语，半身不遂，亦由此致。治之，须静坐，升身②闭息，以两手掩耳折头五七次，存想元神逆上泥丸，以逐其邪，自然风邪散去。

诀曰：

视听无闻意在心，神从髓海③逐邪氛；

更兼精气无虚耗，可学蓬莱境④上人。

托踏应轻骨

四肢亦欲得小劳，譬如户枢终不朽，熊鸟演法，吐纳导引，皆养生之术也。平时双手上托，如举大石，两脚前踏，如覆平地，存想神气，依按四时，嘘呵二七次，则身轻体健，足⑤耐寒暑。

诀曰：

精气冲和五脏安，四肢完固骨强坚。

虽然不得刀圭饵⑥，且住人间作地仙⑦。

---

① 头旋：指眩晕。

② 升身：挺身。

③ 髓海：指脑。

④ 蓬莱境：即蓬莱仙境，古代传说中海上的仙山之一，此泛指仙境。

⑤ 足：足以。

⑥ 刀圭饵：喻指服之可以成仙的丹药。

⑦ 地仙：人间仙人。《仙经》云："中士游于名山，谓之地仙。"此指世间长寿之人。

搓涂自美颜

颜色憔悴，所由心思过度，劳碌不谨。每晨静坐，闭目凝神，存养神气，冲澹①自内达外。以两手搓热，拂面七次，仍以嗽津涂面，搓拂数次，行之半月，则皮肤光润，容颜悦泽，大过寻常矣。

诀曰：

寡欲心虚气血盈，自然五脏得和平。

衰颜仗此增光泽，不羡人间五等荣②。

闭摩通滞气

气滞则痛，血滞则肿，滞之为患，不可不慎。治之，须澄心闭息，以左手摩滞③七七遍，右手亦然，复以津涂之。勤行七日，则气血通畅，永无凝滞之患。修养家所谓干沐浴者，即此义也。

诀曰：

荣卫④流行不暂休，一才凝滞便堪忧；

谁知闭息能通畅，此外何须别计求。

---

① 冲澹：平和条达，淡泊宁静。
② 五等荣：指古代公、侯、伯、子、男5个等级的荣爵。
③ 摩滞：按摩气血凝滞的部位。
④ 荣卫：中医术语，指营气和卫气。

凝抱固丹田

元神①一出便收来，神返身中气自回，如此朝朝并暮暮，自然赤子②产真胎。此凝抱之功也。平时静坐，存想元神入于丹田，随意呼吸。旬日③丹田完固，百日灵明渐通，不可或作或辍也。

诀曰：

丹田完固气归根④，气聚神凝道合真。

久视定须从此始，莫教虚度好光阴。

淡食⑤能多补

五味之于五脏，各有所宜，若食之不节，必至亏损，孰若食淡谨节之为愈也。然此淡亦非弃绝五味，特言欲五味之冲淡耳。仙翁⑥有云：断盐不是道，饮食无滋味。可见其不绝五味，淡对浓而言，若膏粱过度之类，如吃素是也。

诀曰：

厚味伤人无所知，能甘淡薄是吾师。

三千功行⑦从兹始，天鉴行藏⑧信有之。

---

① 元神：指禀受于先天的神气。《灵枢·本神》有"生之来，谓之精，两精相搏谓之神"之说。
② 赤子：刚出生的婴儿。
③ 旬日：10 天。
④ 气归根：指气归丹田。
⑤ 淡食：吃无盐或咸味极淡的食物。
⑥ 仙翁：指善养生者。下引文出自《玉溪子丹经指要》。
⑦ 三千功行：指修道功业德行圆满。《五言》有"二十四神清，三千功行成"之说。
⑧ 天鉴行藏：古人认为上天会考察人的所作所为，来降祸赐福。

无心得大还①

大还之道，圣道也。无心者，常清常静也。人能常清静，天地悉皆归。何圣道之不可传，大还之不可得哉！《清静经》②已备言之矣。修真之士，体而行之。欲造夫清真③灵妙之境，若反掌④耳。

诀曰：

有作有为云至要，无声无臭语方奇。

中秋午夜通消息，明月当空造化基。

【**点评**】以上3篇详细介绍了十六段锦、八段锦及导引歌诀3种形体导引的修习方法。形体导引在我国有着悠久的历史。《庄子》载："熊经鸟伸，为寿而已矣。"可见早在先秦便有人开始模仿动物的动作来锻炼身体，强壮体魄。本书介绍的3种导引法，都是传统导引法的精华，也是历代养生家珍藏的"养身之秘"，往往通过隐晦歌诀流传，让人不解其意。冷谦在书中逐句解析歌诀的内涵、相关功法的修习方法，为修炼者打开方便之门，也为研究古代导引功法提供了珍贵的文献资料。

---

① 大还：即大还丹，又名九转还丹，传说服之能长生。
② 《清静经》：指《太上老君说常清静经》。
③ 清真：纯真朴素。
④ 反掌：即易如反掌，形容十分容易。

却病八则

平坐，以一手握脚指，以一手擦足心赤肉。不计数目，以热为度。即将脚指略略转动，左右两足心更手握擦，倦则少歇。或令人擦之，终不若自擦为佳。此名涌泉穴，能除湿气，固真元①。

临卧时，坐于床，垂足解衣，闭息，舌拄②上腭，目视顶门③，提缩谷道④，两手摩擦两肾俞⑤各一百二十，多多益善。极能生精固阳，治腰病。

两肩后小穴中为上元六合之府⑥。常以手捏雷诀⑦，以大指骨曲按三九遍。又搓手熨摩两目、颧上及耳根，逆来发际各三九。能令耳目聪明，夜可细书。

并足壁立⑧向暗处，以左手从项后紧攀右眼，连头用力，反顾亮处九遍；右手亦从项后紧攀左眼，扭顾照前。能治双目赤涩火痛，单病则单行⑨。

静坐，闭息⑩纳气，猛送下，鼓动胸腹，两手作挽弓状，左右数

① 真元：指人的元气。
② 拄：顶住。
③ 顶门：指头顶前部。
④ 谷道：即肛门。
⑤ 肾俞：肾的背俞穴，在第 2 腰椎棘突下，后正中线旁开 1.5 寸。
⑥ 上元六合之府：指丝竹空穴，属于手少阳三焦经，位于外眉梢凹陷处。
⑦ 雷诀：道教手诀，两手大指分别压住同侧食指根部，握拳藏起指甲。
⑧ 壁立：背靠墙壁，笔直站立。
⑨ 单行：只做一侧。
⑩ 闭息：犹屏息。有意地屏住气，暂时抑制呼吸。

四，气极满，缓缓呵出五七①，通快即止。治四肢烦闷，背急停滞②。

覆卧去枕，壁立两足，以鼻纳气四，复以鼻出之四。若气出之极，合微气③再入鼻中，勿令鼻知。除身中热及背痛之疾。

端坐伸腰，举左手仰掌，以右手承右胁，以鼻纳气，自极七息④。能除瘀血结气。端坐伸腰，举右手仰掌，以左手承左胁，以鼻纳气，自极七息。能除胃寒食不消。

凡经危险之路，庙貌⑤之间，心有疑忌。以舌拄上腭，咽津一二遍，左手第二、第三指按捏两鼻孔中间所隔之际。能遏百邪⑥。仍叩齿七遍。

【点评】本篇介绍了8种祛病保健的按摩方法，相对其他祛病方法，按摩方法有无成本负担、无药毒风险等优势，适合向中老年人推广。本篇介绍的8种方法，既有固真元、明耳目的保健按摩法，也有能治腰痛背痛，除胃寒身中热的祛病按摩法，契合老年人实际需求，不可多得。

① 五七：约计数目之词。
② 背急停滞：项背拘急，气血不畅。
③ 微气：微弱的气流。
④ 自极七息：以自己吸气的极限呼吸7次。
⑤ 庙貌：指庙宇神像。
⑥ 百邪：各种邪气。

勿药元诠

休宁汪昂手辑

总论

人之有生，备五官百骸之躯，具圣知中和①之德，所系非细也，不加葆摄，恣其戕伤，使中道而夭横，负天地之赋畀②，辜父母之生成，不祥孰大焉，故《内经》③曰：圣人不治已病治未病，夫病已成而后药之，譬犹渴而穿井，斗而铸兵，不亦晚乎？兹取养生家言，浅近易行者，聊录数则，以听信士④之修持。又将饮食起居之禁忌，撮其大要，以为纵恣者之防范，使人知谨疾而却病，不犹胜于修药而求医也乎。

《内经·上古天真论》曰：上古之人，法于阴阳⑤，和于术数⑥_{保生之法}。食饮有节，起居有时，不妄作劳，故能形与神俱，而终尽其天

---

① 圣知中和：指聪慧机智，中正平和。
② 赋畀(bì 毕)：给予。特指天赋的权利。
③ 《内经》：指《素问·四气调神大论》。
④ 信士：信仰佛教的男人，此处代指信奉养生的人。
⑤ 阴阳：指天地自然变化的规律。
⑥ 术数：指调养精气的方法，如导引、吐纳等。

年①，度百岁乃去。今时之人不然也，以酒为浆，以妄为常，醉以入房，以欲竭其精，以耗损其真，不知持满②_{恐倾之意}，不时御神，务快于心，逆于生乐，起居无节，故半百而衰也。夫上古圣人之教下也，虚邪贼风，避之有时，恬淡虚无，真气③从之，精神内守，病安从来。

【点评】汪昂认为人的生命非常宝贵，如果不加保养，肆意损耗伤害，会使人年轻时身体就衰朽，甚至夭亡，这样是辜负了天地和父母的生养之恩，是非常不好的事。因此人一定要学会养生，预防疾病。为了帮助大家更好地养生，他广泛收录养生家浅近易行的方法，还有饮食起居方面的重要禁忌，编撰了本书。其认为养生的原则正是《素问·上古天真大论》中的"食饮有节，起居有常，不妄作劳"。

调息

调息一法，贯彻三教④，大之可以入道，小用可以养生。故迦文⑤垂教，以视鼻端，自数出入息，为止观⑥初门。庄子《南华经》⑦

---

① 天年：指天赋之年寿，即人的自然寿命可以活到的年龄。

② 持满：指保持精气充盈，同时警惕精气外溢。

③ 真气：中医指维持人体生命活动最基本的物质，由先天之气和后天之气结合而成。

④ 三教：指儒、佛、道三家

⑤ 迦文：为"释迦文佛"之略称，即释迦牟尼佛。

⑥ 止观：佛教名词。佛教修习的重要方法。止，梵文音为"奢摩地"，意为止寂、禅定等，谓止息妄念，专心一境；观，梵文音为"毗婆舍那"，意为在止的基础上所发生的智慧。止观，即禅定和智慧的合称。

⑦ 《南华经》：又名《南华真经》，《庄子》的别称。下引文出自《庄子·内篇·大宗师》。

曰：至人之息以踵①。《大易·随卦》曰：君子以向晦②入宴息。王龙溪③曰：古之至人，有息无睡，故曰向晦入宴息。宴息之法，当向晦时，耳无闻，目无见，四体无动，心无思虑，如种火相，似先天元神元气，停育相抱，真意绵绵_{老子曰：绵绵若存④}。开合自然，与虚空同体，故能与虚空同寿也。世人终日营扰，精神困惫，夜间靠此一睡，始彀⑤一日之用，一点灵光，尽为后天浊气所掩，是谓阳陷于阴也。

调息之法，不拘时候，随便而坐，平直其身，纵任其体，不倚不曲，解衣缓带_{腰带不宽，则上下气不流通}，务令调适。口中舌搅数遍，微微呵出浊气_{不得有声}，鼻中微微纳之，或三五遍，或一二遍，有精⑥咽下，叩齿数通，舌抵上腭，唇齿相着，两目垂帘⑦，令胧胧然⑧。渐次调息，不喘不粗，或数息出，或数息入，从一至十，从十至百，摄心在数，勿令散乱，如心息相依，杂念不生，则止勿数，任其自然，坐久愈妙。若欲起身，须徐徐舒放手足，勿得遽起。能勤行之，静中光景⑨，种种奇特，直可明心悟道，不但养身全生而已也。

调息有四相。呼吸有声者，风也，守风则散；虽无声而鼻中涩滞者，喘也，守喘则结；不声不滞而往来有形者，气也，守气则劳；不

---

① 踵：足跟。

② 向晦：指傍晚。

③ 王龙溪：即王畿(1498—1583)，字汝中，号龙溪，浙江省山阴(今绍兴)人。明代哲学家，阳明学派的代表人物。

④ 绵绵若存：语出《老子》第6章

⑤ 彀(gòu 构)：通"够"，足够，够用。

⑥ 精：据乾隆三十六年利济刊《成方切用》，当作"津"

⑦ 垂帘：微闭。

⑧ 胧胧然：昏暗貌

⑨ 光景：光影，景色。

声不滞，出入绵绵，若存若亡，神气相依，是息相也。息调则心定，真气往来，自能夺天地之造化①，息息归根②，命之蒂也。

苏子瞻③《养生颂》曰：已饥方食，未饱先止，散步逍遥，务令腹空。当腹空时，即便④入室，不拘昼夜，坐卧自便，惟在摄身，使如木偶。常自念言，我今此身，若少动摇，如毫发许，便堕地狱，如商君法⑤，如孙武令⑥，事在必行，有死无犯。又用佛语及老聃⑦语，视鼻端自数出入息，绵绵若存。用之不勤，数至数百，此心寂然，此身兀然⑧，与虚空等，不烦禁制，自然不动。数至数千，或不能数，则有一法，强名曰随，与息俱出，复与俱入，随之不已。一旦自住，不出不入，忽觉此息，从毛窍中，八万四千，云蒸雨散。无始以来，诸病自除，诸障自灭，自然明悟定能生慧。譬如盲人，忽然有眼，此时何用，求人指路，是故老人言尽于此。

【点评】本篇介绍调息的方法及注意事项，将儒、释、道三家的调息方法进行归纳总结，对调息的方法和练习的层次步骤做了简要明确的说明。

---

① 夺天地之造化：感受到大自然创造化育的奥秘。夺，感悟，领悟。
② 根：指肾脏。肾主纳气，为气之根。
③ 苏子瞻：即苏轼（1037—1101），字子瞻，号东坡居士，世称苏东坡，北宋著名文学家、书法家，唐宋八大家之一。
④ 即便：便立即。
⑤ 商君法：即商鞅定的法律。商君，即商鞅（约前390—前338），战国时秦国著名政治家，先秦法家代表人物，著有《商君书》。其认为国家法律当信赏必罚，执法一定要严格，有功必赏，有过必罚。曾留下"立木南门"的典故。
⑥ 孙武令：孙武治军首重军令，吴王曾令他训练两队宫女，他三令五申表明军令如山，众宫女皆不理孙武的号令，其中吴王的两名爱妃作为卒长更是嘲笑孙武，于是孙武将卒长斩首，即使吴王阻止，孙武亦不理会。孙武，又称孙子，春秋时吴国著名军事家，先秦兵家代表人物，著有《孙子兵法》。
⑦ 老聃：老子的别称。
⑧ 兀然：昏然无知的样子。

小周天

先要止念①，身心澄定，面东踟坐平坐亦可，但前膝不可低，肾子②不可着物，呼吸平和，用三昧印③掐无名指，右掌加左掌上，按于脐下，叩齿三十六通，以集身神。

赤龙搅海④，内外三十六遍赤龙，舌也；内外，齿内外也。双目随舌转运，舌抵上腭，静心数息，三百六十周天毕。待神水⑤满，漱津数遍，用四字诀撮抵闭吸也。撮提谷道⑥，舌抵上颚，目闭上视，鼻吸莫呼。从任脉撮过谷道，到尾闾，以意运送，徐徐上夹脊中关，渐渐速些，闭目上视，鼻吸莫呼，撞过玉枕颈后骨，将目往前一忍⑦，直转昆仑头顶，倒下鹊桥舌也，分津送下重楼⑧，入离宫⑨心也，而至气海坎官丹田。略定一定，复用前法，连行三次，口中之津，分三次咽下，所谓天河水逆流也。

静坐片时，将手左右擦丹田一百八下，连脐抱住，放手时将衣被围住脐轮⑩，勿令风入。古云：养得丹田暖暖热，此是神仙真妙诀。次将大指背

---

① 止念：停止思维活动。
② 肾子：指睾丸。
③ 三昧印：佛教练功术语。拇指掐住无名指尖，右掌叠在左掌上，且意念集中于脐下丹田。
④ 赤龙搅海：气功术语，指舌头在口中来回搅动。
⑤ 神水：指口中的津液。
⑥ 撮提谷道：指收提肛门。
⑦ 忍：指闭目状态下，眼往前瞪，压缩眼球。
⑧ 重楼：指咽喉。
⑨ 离宫：指心。离为八卦之一，位居南方，五行属火，五脏属心。
⑩ 脐轮：即肚脐。

擦热，拭目十四遍，去心火；擦鼻三十六遍，润肺；擦耳十四遍，补肾；擦面十四遍，健脾。

双手掩耳鸣天鼓，徐徐将手往上，即朝天揖，如此者三。徐徐呵出浊气四五口，收清气，双手抱肩，移筋换骨，数遍，擦玉枕关二十四下，擦腰眼①一百八下，擦足心各一百八下。

【点评】小周天修炼法是历代修行者的不传之秘，本篇将此秘法修行的步骤、注意事项及修行中涉及的隐语一一明确阐述。其中包括补充丹田元气方法，还有五官等部位的按摩保健功法，都是中医气功保健法的精华所在，为养生者打开方便之门。

道经六字诀

呵、呼、呬、嘘、吹、嘻。每日自子至巳②为六阳时，面东静坐，不必闭窗，亦不令风入，叩齿三十六通，舌搅口中，候水满时，漱炼数遍，分三口咽咽③咽下，以意送至丹田。微微撮口，念呵字，呵出心中浊气。念时不得有声，反损心气，即闭口，鼻吸清气以补心，吸时亦不得闻吸声，但呵出令短，吸入令长，如此六次。再念呼字六遍，以治脾；再念呬字六遍，以治肺；再念嘘字六遍，以治肝；再念嘻字六遍，以治三焦客热④；再念吹字六遍，以治肾。并如前法，谓之三十六小周天也。诗曰：春嘘明目木扶肝，夏至呵心火自闲；秋呬定收金

---

① 腰眼：在腰部，当第4腰椎棘突下，后正中线旁开约3.5寸凹陷处。
② 自子至巳：自子时至巳时，此时阳气逐渐旺盛，故称"六阳时"。
③ 咽咽：象声词，形容水下咽的声音。
④ 客热：指外来的热邪。

气润，冬吹惟要坎中安；三焦嘻却除烦热，四季长呼脾化食；切忌出声闻口耳，其功尤胜保神丹。

【点评】六字诀是道家呼吸修炼的重要方法之一，受到历代养生家的推崇，早在汉代的《淮南子》中就有相关记载。本篇选取道家"六字诀"呼吸法的精华，以简单明确的文字做了通俗的介绍，要言不烦，颇便推广普及。

一秤金诀

一吸便提，气气归脐，一提便咽，水火相见。

不拘行住坐卧，舌搅华池①，抵上腭，候津生时，漱而咽下，咽咽有声。人一身之水皆咸，惟舌下华池之水甘淡。又曰：咽下咽咽响，百脉自调匀。随于鼻中吸清气一口，以意目力②，同津送至脐下丹田，略存一存，谓之一吸。随将下部轻轻如忍便状，以意目力，从尾闾提起上夹脊双关，透玉枕③，入泥丸脑官，谓之一呼，周而复始，久行精神④强旺，百病不生。

【点评】一秤金诀为历代养生家所重，又被称为"十六锭金"。本篇对该诀进行简要的阐释，从"一吸""一呼"两个方面说明修习要点和方法。

---

① 华池：口的舌下部位。泛指口。
② 意目力：指意念。
③ 玉枕：即玉枕穴。
④ 精神：精气和神气。

金丹秘诀

一擦一兜①，左右换手，九九之功，真阳②不走。

戌亥二时③，阴盛阳衰之候，一手兜外肾，一手擦脐下，左右换手，各八十一，半月精固，久而弥佳。

【点评】金丹秘诀是我国古代著名的养肾固精方法，以上对该诀进行阐释，对修行的时间、姿势、部位、次数进行一一说明。

李东垣④曰：夜半收心，静坐片时，此生发周身元气之大要⑤也。积神生气，积气生精，此自无而之有也；炼精化气，炼气化神，练神还虚⑥，此自有而之无也。

发宜多梳，面宜多擦，目宜常运，耳宜常弹闭耳弹脑，名鸣天鼓，舌宜抵腭，齿宜数叩，津宜数咽，浊宜常呵，背宜常暖，胸宜常护⑦，腹宜常摩，谷道宜常撮⑧，肢节宜常摇，足心宜常擦，皮肤宜常干沐浴即擦摩也，大小便宜闭口勿言。

【点评】健康的身体不但需要正确的锻炼方法，还依赖日常点

---

① 一擦一兜：擦，按摩；兜，环绕，围绕。
② 真阳：即肾阳，元阳。
③ 戌亥二时：戌时为夜晚7时至9时；亥时为夜晚9时至11时。
④ 李东垣：即李杲（约1180—1251），字明之，晚号东垣老人，真定（今河北正定）人，金元四大医家之一。
⑤ 大要：最大要领。
⑥ 炼精化气，炼气化神，练神还虚：指道家练功的3大阶段。
⑦ 护：遮挡保护。
⑧ 谷道宜常撮：肛门要常常收缩上提。谷道，指肛门；撮，收缩。

滴的积累，这些积累正来自好的养生习惯的保持。本篇列出多条养生经验，可谓养生者健康生活的金科玉律。

诸伤

久视伤血，久卧伤气，久坐伤肉，久立伤骨，久行伤筋，暴喜伤阳，暴怒伤肝，穷思①伤脾，极忧伤心，过悲伤肺，多恐伤肾，善惊伤胆，多食伤胃，醉饱入房，伤精竭力，劳作伤中②。春伤于风，夏为飧泄；夏伤于暑，秋为痎疟；秋伤于湿，冬必咳嗽；冬伤于寒，春必病温。夜寝语言，大损元气，故圣人戒之。

【点评】本篇总结了日常生活中的养生禁忌，包括不宜过劳过逸、不宜情绪过激、不宜暴食酗酒、谨避四时不正之气等，对养生者有很重要的警戒作用。

风寒伤

沐浴临风，则病脑风③痛风；饮酒向风，则病酒风漏风④；劳汗

---

① 穷思：指用尽心思，苦苦思索。

② 伤中：损伤中焦脾胃。

③ 脑风：风邪上入于脑所引起的病症。属头风一类疾患，主要症状为项背恶寒，脑户穴局部冷感，恶风，头部剧痛，痛连齿颊。

④ 酒风漏风：均指酒后因毛孔张开感受风邪所致的疾病。主要症状为恶风多汗，少气，口干善渴等。

暑汗当风，则病中风暑风；夜露乘风，则病寒热；卧起受风，则病痹厥①；衣凉冒冷，则寒外侵；饮冷食寒，则寒内伤。人惟知有外伤寒，而不知有内伤寒，讹作②阴证，非也。凡冷物不宜多食，不独房劳③为然也。周扬俊④曰：房劳未尝不病阳证，头痛发热是也，但不可轻用凉药耳。若以曾犯房劳，便用温药，杀人多矣！昂按：诸书从未有发明及此者，世医皆罕知之，周子此论，可谓有功于世矣。早起露首跣足⑤，则病身热头痛；纳凉阴室，则病身热恶寒；多食凉水瓜果，则病泄痢腹痛；夏走炎途⑥，贪凉食冷，则病疟痢。

【点评】中医认为风为百病之长，寒邪最易伤阳气，所以风寒是人体的重要致病因素。本篇介绍了可能会感受风寒的各种情况，及可能诱发的疾病，并点明了房劳不可轻用凉药，对诊断和预防疾病均有重要的指导意义。

湿伤

坐卧湿地，则病痹厥疬风⑦。冲风冒雨，则病身重身痛。长着⑧汗衣，则病麻木发黄。勉强涉水，则病脚气挛痹⑨。饥饿澡浴，则病

---

① 痹厥：肢体疼痛麻木之病。
② 讹作：误认为。
③ 房劳：中医病名。指因房事过度而导致肾精虚损的疾病。
④ 周扬俊：清代医家。字禹载。苏州府（今江苏苏州）人。撰有《温热暑疫全书》4卷。
⑤ 跣足：赤脚走路。
⑥ 夏走炎途：夏天在炎热的天气下出行。
⑦ 疬风：即麻风病。
⑧ 长着：长时间穿着。
⑨ 挛痹：中医病名。证见筋脉拘挛，肢体麻木疼痛。多由湿热淫盛筋骨所致。

骨节烦痛。汗出见湿，则病痤疿①痤，疖也。

【点评】湿邪亦是一种重要致病因素，且湿邪所致疾病常病程较长，反复发作，给患者带来许多痛苦。所以养生者应重视预防湿邪致病。本篇介绍了可能会感受湿邪的各种情况，及可能诱发的疾病，值得养生者注意。

饮食伤

经②曰：饮食自倍，肠胃乃伤；膏粱③之变，足生大疔。膏粱之疾，消瘅痿厥，饱食太甚，筋脉横解④，肠澼⑤为痔，饮食失节，损伤肠胃，始病热中，末传寒中。怒后勿食，食后勿怒，醉后勿饮冷引入肾经，则有腰脚肿痛之病，饱食勿便卧。

饮酒过度，则脏腑受伤，肺因之而痰嗽，脾因之而倦怠，胃因之而呕吐，心因之而昏狂，肝因之而善怒，胆因之而恐惧，肾因之而烁⑥精，膀胱因之而溺赤⑦，二肠因之而泄泻，甚则劳嗽⑧失血，消渴

---

① 痤疿：中医皮肤病名。痤，即疖，皮肤的一种红色粟样粒丘疹，伴有强烈的瘙痒和麻刺感，常见于气候湿热时。疿，一种夏令常见的皮肤病，表现为密集的红色或白色小疹。

② 经：指《黄帝内经》。

③ 膏粱：肥甘厚味的食物。

④ 筋脉横解：指筋腱脉络纵弛不收。横，放纵。解，通"懈"，松弛、弛缓。

⑤ 肠澼(pì 辟)：指便血。

⑥ 烁：灼烧。

⑦ 溺赤：病名。指尿血。

⑧ 劳嗽：病名。指久嗽成劳或劳极伤肺所致的咳嗽。

黄疸，痔漏①痛疽，为害无穷。

咸味能泻肾水，损真阴。辛辣大热之味，皆损元气，不可多食。

【点评】饮食是生活的重要环节。但正如俗语"病从口入"所云，不良的饮食方式是重要的致病原因。本篇介绍了常见的不良饮食方式，如过饱过饥、过寒过热、怀怒而食、贪味酗酒等，并说明了这些不良饮食方式可能导致的疾病，对指导养生者日常饮食有重要意义。

色欲伤

男子二八而天癸②至，女人二七而天癸至，交合太早，斫③丧天元，乃夭之由；男子八八而天癸绝，女人七七而天癸绝，精血不生，入房不禁④，是自促其寿算⑤。

人身之血，百骸贯通，及欲事⑥作，撮⑦一身之血，至于命门，化精以泄。人之受胎，皆禀此命火以有生。故《庄子》曰：火传也，不知其尽者也⑧。夫精者，神倚之如鱼得水神必倚物，方有附丽，故《关尹子》⑨曰：精无人也，

---

① 痔漏：病名。指痔疮合并肛漏。
② 天癸：肾中精气充盈到一定程度时产生的促进人体生殖器官成熟，并维持生殖功能的物质。
③ 斫：砍，削。
④ 不禁：不节制，不控制。
⑤ 寿算：寿数，年寿。
⑥ 欲事：指男女交合。
⑦ 撮：聚集。
⑧ 火传也，不知其尽者也：语出《庄子·内篇·养生主》。此喻命门之火是人身长存的根本。
⑨ 《关尹子》：中国古代心理学专著。道家著作，又称为《文始真经》，相传为周代尹喜所撰。

神无我也。《楞严经》①曰：火性无我，寄于诸缘。气依之，如雾覆渊，不知节啬②，则百脉枯槁，交接无度，必损肾元，外虽不泄，精已离宫，定有真精数点，随阳之痿而溢出，如火之有烟焰，岂能复返于薪③哉。

【点评】庄子曰："人之可畏者，衽席饮食之间，而不知为之戒，过也。"和不正确的饮食方式相同，不正确的房事亦是重要致病因素。且不正确的房事会伤害先天之精，对人体的危害更大。所以本篇开端即明确指出交合太早，乃殀之由；入房不禁，自促其寿。后又简要地介绍了肾精对人体的重要性，对养生者的重要作用。

---

① 《楞严经》：佛教经典，凡10卷。《大佛顶如来密因修证了义诸菩萨万行首楞严经》之略称。又称《大佛顶首楞严经》《大佛顶经》。

② 节啬：节制。

③ 薪：柴火。

寿人经

甘泉汪晸手辑

理脾土诀

两足立定，以两手左右摇摆，手左目左，手右目右，意到足根，脾土①自能疏通。且五脏皆系于背，骨节灵通，均获裨益。

理肺金诀

先以左右单手向内转，伏②于足前者三次。以左右单手向外转，伏于足前者三次。以左右双手向内转，次以左右双手向外转，伏于足前如之。

---

① 脾土：即脾脏。脾属土，故称。
② 伏：指俯伏弯腰。

理肾水诀

握两拳,紧抵左右腰际,身向两边摇摆,使气达内肾①,不拘数②。再以两手垂睾丸之前,身向两边摇摆,使气达外肾,亦不拘数。

理肝木诀

以左右两手次第下捺③,思令气达掌心,行至指尖为度,不拘数。再以两手如鸟舒翼状④,左右各三。再以两手当胸,自上而下,复自下而上者三。再以两手向左向右各三,上下如当胸。

理心火诀

先合两手,由胸前分排至脊后者三次;以左右两臂,各贴心窝⑤者三次;以两手全伸,如扯硬物状,由胸前掷于背后者三次;以两手向地面,若持重物状,举过胸前,左持右掷,右持左掷,各三。

---

① 内肾:即肾脏。与外肾(睾丸)相对而言。
② 不拘数:不限次数。
③ 下捺(nà 纳):下压。
④ 鸟舒翼状:指鸟展翅的样子。
⑤ 心窝:在胸腹中央。

【**点评**】上5节介绍了一种简易的五脏导引法，通过导引动作调理对应的脏腑，动作简单，练习方便，特别适合老年人修习。脏腑导引，目的是坚固脏腑，增强脏腑的功能，从而达到延年益寿的效果。书名《寿人经》，意即在此。

坐功诀

两足曲盘，气由尾闾上达泥丸，下注丹田者九；气由左右两臂达于手指者七；由左右两股达于足指者七，所谓河车①搬运也。

长揖诀

叉两手，托天当面，揖伏②于地者九；叉两手，左右揖伏于地者各五。

导引诀

择极高极洁之地，取至清至和之气。由鼻息入者，冲③于丹田；由口入者，冲于肠腹。或三或五或七皆可。最忌地之不洁，气之不

---

① 河车：原指道教炼制外丹的重要原料铅，后被内丹术吸收，用来指人体精气。
② 揖伏：指俯伏。
③ 冲：指直朝某一方向而去。

清，慎之！慎之！。

以上数条，不拘时，不拘数，行功时以自然为主，不可稍稍伤气①，稍稍伤力，如意行之最妙，盖意到即气到，气到即血行，久而无间②，功效自生，亦却病延年之一助也。

【点评】以上几条介绍了练习导引功法时的要点和注意事项，言简意赅，都是练习者最常忽视的地方。尤其是关于练功环境的选择，及练功"以自然为主，不可稍稍伤气"的教诫，应当时刻牢记。

---

① 伤气：太过劳累以至损伤体内的精气。
② 无间：无间断。

延年九转法

新安方开手辑

序

方老人，名开，新安①人，莫知纪年②。偕之游者，辄言与其祖父相习③，约近百年人也。多力，声如钟，七尺挺坚，撼之若铁。戏者以长绳系其腕，令十余人拽之后，引手十余人掣而前，以二指钩二人，悬而起，行如飞，追者莫能及。常一刻往通州④市饼，行四十余里归，饼犹炙手⑤，人皆称为地仙云。

余少多疾，药饵导引，凡可愈疾者，无不遍访，最后始识方君。凡游戏玩弄之术，试其技，能者不具述⑥，第求其却病之方。方君曰：吾道之妙，医不假药，体乎易简⑦之理，合乎运行之数，天以是而健行，人以是而延生，岂第⑧却病已乎？乃语以延年九转法，其道妙合阴

---

① 新安：今河北省安新县。
② 纪年：即年纪。
③ 相习：互相熟悉。
④ 通州：今北京市通州区。
⑤ 炙手：烫手。
⑥ 不具述：不能详细叙述。
⑦ 易简：语本《易·系辞上》"易简而天下之理得矣"。指自然变化的总规律。
⑧ 第：只是。

阳，中按节度①，余循习行之，疾果渐减。后以此法语亲交②中病者，无不试有奇效。即方君之瑰奇伟异，群目③神仙中人者，亦率由此。

余不敢自秘④，绘图列说，付之剞劂⑤，以广其传。既不昧平日之所得力，亦欲世人共登寿域云尔。

雍正乙卯⑥中秋既望⑦长白颜伟识

第一图

以两手中三指⑧按心窝，由左顺摩，圆转二十一次。

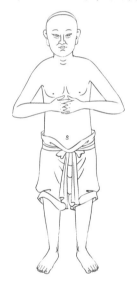

---

① 节度：指天体运行、季节更替等自然变化的规律。
② 亲交：亲近的朋友。
③ 群目：大家视之为，看作。
④ 自秘：深藏而秘不示人。
⑤ 剞劂(jī jué 基决)：原指雕刻印版用的弯刀。后代指刊印出版。
⑥ 雍正乙卯：即1735年。雍正，为清朝世宗皇帝爱新觉罗·胤禛的年号。
⑦ 中秋既望：即农历八月十六日。
⑧ 中三指：食指、中指、无名指三指。

第二图

以两手中三指，由心窝顺摩而下，且摩且走，摩至脐下高骨①
为度。

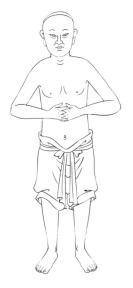

第三图

以两手中三指，由高骨处向两边分摩而上，且摩且走，摩至心
窝，两手交接为度。

---

① 脐下高骨：指脐下耻骨结节。

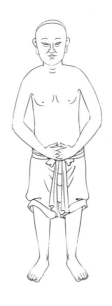

第四图

以两手中三指，由心窝向下，直推至高骨二十一次。

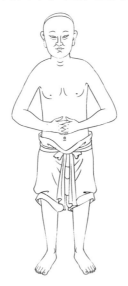

第五图

以右手由左绕①摩脐腹二十一次。

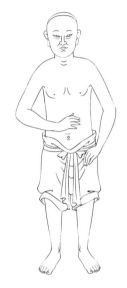

第六图

以左手由右绕②摩脐腹二十一次。

---

① 左绕：即逆时针旋转。
② 右绕：即顺时针旋转。

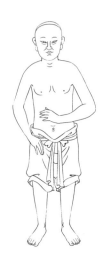

第七图

以左手将左边软胁①下腰肾处，大指向前，四指托后，轻捏定；用右手中三指，自左乳下直推至腿夹②二十一次。

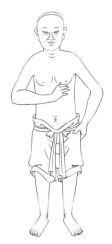

---

① 软胁：指侧胸第 11、12 肋软骨部分。
② 腿夹：指大腿根部腹股沟处。

第八图

以右手将右边软胁下腰肾处，大指向前，四指托后，轻捏定；用左手中三指，自右乳下直推至腿夹二十一次。

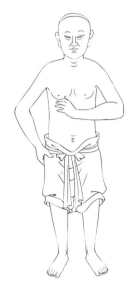

第九图

推毕，遂趺坐，以两手大指押子纹①，四指拳屈，分按两膝上。两足十指亦稍钩曲，将胸自左转前，由右归后，摇转二十一次。毕，又照前自右摇转二十一次。

---

① 子纹：指无名指指根纹理处，因《十二地支掌上诀》中"子"的位置在此处，故名。

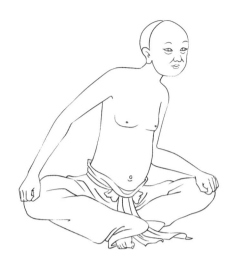

前法，如摇身向左，即将胸肩摇出左膝，向前即摇伏膝上，向前即摇出右膝，向后即弓腰①后撤，总不以摇转满足②为妙，不可急摇，休使着力③。

全图说

全图则理备，生化④之微更易见也。天地本乎阴阳，阴阳主乎动静。人身，一阴阳也；阴阳，一动静也。动静合宜，气血和畅，百病不生，乃得尽其天年。如为情欲⑤所牵，永⑥违动静。过动伤阴，阳必偏胜；过静伤阳，阴必偏胜。且阴伤而阳无所成，阳亦伤也；阳伤

---

① 弓腰：弯腰如弓形。
② 摇转满足：指肢体完全舒展，摇转充分。
③ 着力：用力。
④ 生化：指大自然的生息运化。
⑤ 情欲：泛指人的一切嗜好、欲念。
⑥ 永：按文义当作"乖"。

而阴无所生，阴亦伤也。既伤矣，生生变化之机已塞，非用法以导之，则生化之源无由启也。

摩腹之法，以动化静，以静运动，合乎阴阳，顺乎五行，发其生机，神其变化，故能通和上下，分理阴阳，去旧生新，充实五脏，驱外感之诸邪，消内生之百症。补不足，泻有余，消长之道，妙应无穷，何须借药烧丹①，自有却病延年之实效耳。

凡摩腹时须凝神静虑，于矮枕平席正身仰卧，齐足②。手指轻摩缓动，将八图挨次做完为一度。每逢做时，连做七度毕，遂起坐摇转二十一次。照此清晨睡醒时做为早课，午中③做为午课，晚来临睡做为晚课。日三课为常。倘遇有事，早晚两课必不可少。初做时，一课三度。三日后，一课五度。再三日后，一课七度。无论冗忙，不可间断。

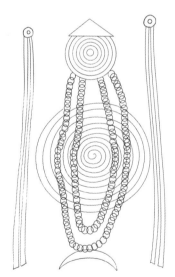

---

① 烧丹：指炼制丹药。
② 齐足：并拢双脚。
③ 午中：即中午。

跋① |

余幼年好武，喜操练②，凡有益于筋骨气血者，无不习之。虽为躯壳起见，然年已七十有一，耳目手足卒无衰老之状，每一思之，快然③自足。曰：此无病之福也。向非加意④保身，安能有此乐⑤哉！

惟于四十九岁官⑥树村，汛时奔走劳心太甚，致患失眠，迄今二十余年，遍访医方调治，竟未能愈。兹得朴之冉公所藏《方仙延年法》，朝夕定心闭目，调息守中，如法课之，作为性命之工⑦。未及两月，患已若失。每晚课毕，竟能彻夜酣睡，次日精神爽朗，行数十里⑧，脚力更觉轻健⑨。

于是将此法命子㝡抄录数册，传与素识之患虚劳及停饮⑩者，无

---

① 跋：原脱，据下文署名加。
② 操练：即锻炼。
③ 快然：喜悦貌。
④ 加意：留心、注意。
⑤ 乐：原作"药"，据文义改。
⑥ 官：管理。
⑦ 性命之工：关乎性命的事。
⑧ 里：长度单位，用于计算里程和面积，实际长度各朝代不等。
⑨ 轻健：轻捷强健，轻松有力。
⑩ 停饮：病名，指水饮停于心下或膈间，以心痛、胸满、气短、眩晕等为常见症。

不愈。由是索取者日繁，笔墨难于应付，即将原本重为缮写①，详校付梓②，以广其传，俾壮老无病者获此可以延年，有病者即可速愈，举斯世共享延年无病之福，岂非大快事耶！

道光辛丑③夏四月金台④韩德元跋

【点评】延年九转法，又名仙人揉腹，是清代方开所传的著名导引按摩法，全套功法包括 8 种摩腹方法和一种上身摇转法，故名"九转法"。该功法以"以动化静，以静运动，合乎阴阳，顺乎五行"为原则，将导引功法和腹部推拿融为一体，能通和上下，分理阴阳，去旧生新，充实五脏，驱外感之诸邪，消内生之百症，发挥强身益寿之效。而且锻炼不受时间、场地等限制，简单易练，动作柔缓，不会太过劳累，最适宜于中老年人练习，值得推广。

---

① 缮写：抄写，誊录。
② 付梓：刊印出版，因古时雕版刻书以梓木为主，故名。
③ 道光辛丑：即 1841 年。道光，为清代宣宗皇帝爱新觉罗·旻宁的年号。
④ 金台：北京的古名。